一封来自大宝的"情书"：

给孕妈妈的贴心好孕书

王晓梅　主编

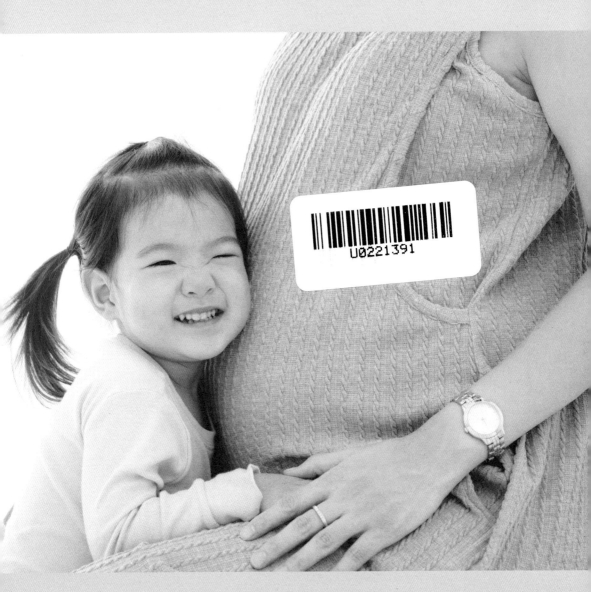

江西科学技术出版社

江西·南昌

图书在版编目（ＣＩＰ）数据

一封来自大宝的"情书"：给孕妈妈的贴心好孕书 /
王晓梅主编. -- 南昌 ：江西科学技术出版社，2018.10
ISBN 978-7-5390-6358-4

Ⅰ．①一… Ⅱ．①王… Ⅲ．①妊娠期－妇幼保健－基
本知识 Ⅳ．①R715.3

中国版本图书馆CIP数据核字(2018)第097430号

选题序号：ZK2018201
图书代码：B18050-101
责任编辑：张旭 周楚倩

一封来自大宝的"情书"：给孕妈妈的贴心好孕书
YIFENG LAIZI DABAO DE QINGSHU: GEI YUNMAMA DE TIEXIN HAOYUN SHU

王晓梅 主编

摄影摄像	深圳市金版文化发展股份有限公司	
选题策划	深圳市金版文化发展股份有限公司	
封面设计	深圳市金版文化发展股份有限公司	
出　版	江西科学技术出版社	
社　址	南昌市蓼洲街2号附1号	
	邮编：330009　电话：(0791) 86623491　86639342（传真）	
发　行	全国新华书店	
印　刷	深圳市雅佳图印刷有限公司	
开　本	720mm×1020mm　1/16	
字　数	120 千字	
印　张	13	
版　次	2018年10月第1版　2018年10月第1次印刷	
书　号	ISBN 978-7-5390-6358-4	
定　价	39.80元	

赣版权登字：-03-2018-143

序言

　　二孩时代，有一位小姑娘，在妈妈的孕晚期亲手制作了孕程倒计时卡片，每张卡片都用文字或简笔画的形式记录下妈妈孕期生活点滴。正是这些笔触稚嫩却充满童真温情的卡片，陪伴妈妈度过了辛苦的孕育阶段，也顺利迎来了可爱的二宝。

　　怀孕如花开，当生命之花在妈妈肚子里悄然绽放，280 天的孕育之旅便在这一刻启动。再为人母的喜悦与幸福、困惑与辛苦，你将在这 280 天里一一体会。沉浸在生命新体验的同时，你或许感觉到更多的是忧虑和困惑："未知的十月孕程，孕期生活会有哪些变化？我该如何给宝宝最好的营养？"诸如此类的孕育困惑或许正萦绕在你心头。生命因孕育而圆满，也因无私的爱而伟大，跳动在妈妈胸腔中那一颗柔软的爱子之心，总是如此动人而美丽。

　　别担心，未来的 280 天孕程，我们将与您相伴。当您翻开此书，开启十月奇妙孕程，一张张来自大宝的贴心"情话"为您诉说孕程的甜蜜和温暖；每天一页，了解胎宝宝在妈妈子宫里的每一步成长，感受孕育生命过程的奇妙变化。在这难忘的 280 天里，我们将用爱和希望，守候孕妈妈和胎宝宝的每一步成长，给予您贴心而细致的孕育指导。

一封来自大宝的『情书』

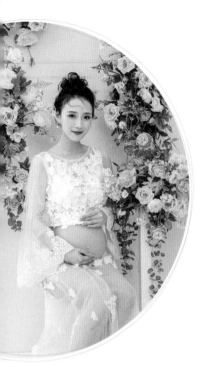

目录
Contents

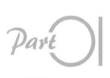

孕1月——准备着新生命的到来

Part 02

孕 2 月——

早孕来报到，喜悦难以言喻

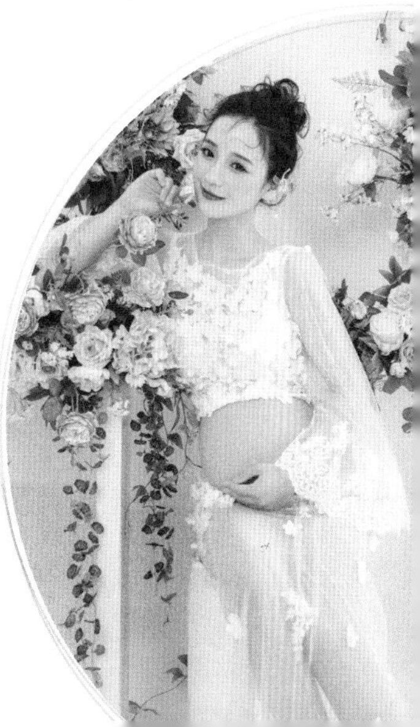

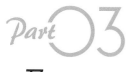

Part 03

孕3月——

激动，第一次听到宝宝的心跳

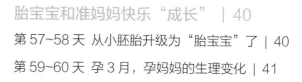

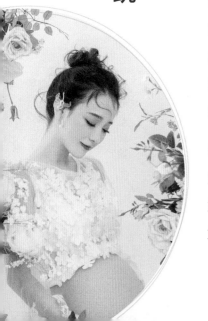

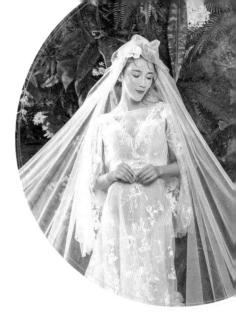

Part 04

孕 4 月——

轻松多了，美妙的孕中期

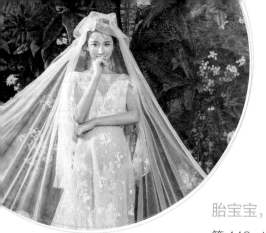

Part 06

孕 6 月——

『孕味』十足的美好时光

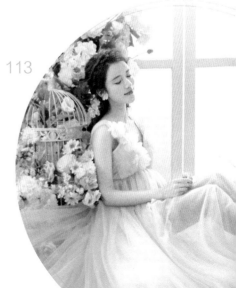

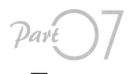

Part 07

孕7月——照护好大腹便便的日子

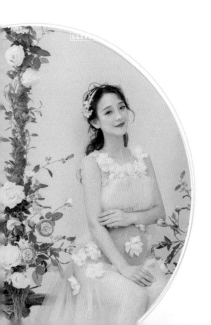

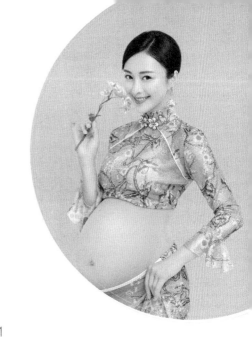

Part 08

孕 8 月——

步履蹒跚，

快乐养胎

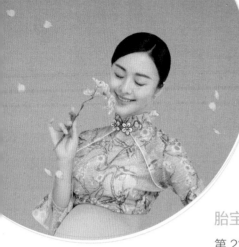

Part 09

孕 9 月——

与宝宝见面指日可待

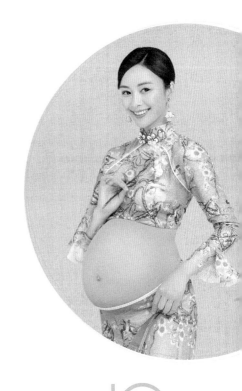

Part 10

孕10月——

宝贝，欢迎你的到来

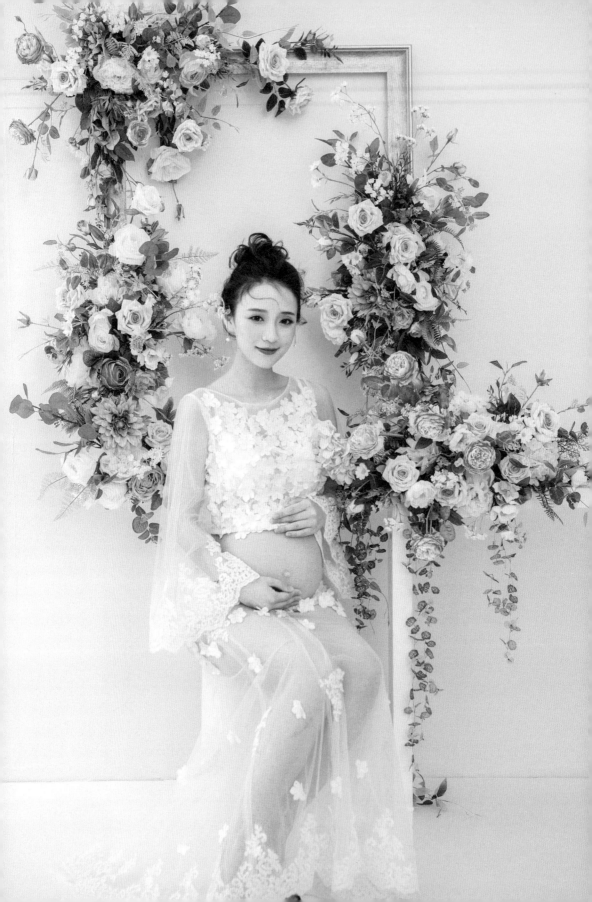

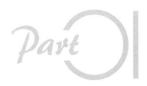

Part 01

孕1月——
准备着新生命的到来

从决定在腹中安置一个"秘密"开始，

你将迎来难忘的十月孕程。

新生命在腹中正式着床"安家"之前，

需要孕妈和准爸做好万全准备：

健康的身体、平稳的情绪、科学的孕育知识……

现在准备，等待生命之花的悄然绽放吧。

孕前准备，好"孕"第一步

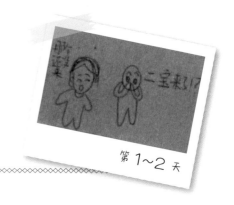

第1~2天

第1~2天 你真的准备好了吗

从为人妻到为人母，不只是人生角色的转变，也包含着一份责任和包容。如果你已经决定迎接一个新生命，那么就要着手准备怀孕计划了。

· 受孕，从哪一天开始算起

从一个卵子遇到精子直到胎宝宝分娩出来，这个过程实际上是266天左右，但整个孕程一般按40周或280天计算，这是从末次月经的第一天算起的，因为大多数孕妈妈都说不清楚受精具体是在哪一天，却能记得每个月"好朋友"来临是哪一天。因此，按照惯例，以末次月经第一天作为孕期的开始（第1天），每4周计为1个孕月（28天）。

· 心理准备——完成为人父母的角色过渡

宝宝的降临，意味着目前生活方式的转变，从享受甜蜜的二人世界到"三人行"，准爸妈真的考虑好了吗？在孕前做好心理准备，不仅能更快完成为人父母角色的转变，也有利于孕妈妈在孕期保持轻松、平和的心态，孕育聪明健康的宝宝。

· 身体准备——健康的父母，孕育健康的宝宝

孕前注意调理身体，积极治疗一些慢性病或其他疾病，才能在怀孕时给予宝宝有利的生长环境。女性要学会缓解压力，合理安排自己的工作和生活，保证充足的睡眠，保持良好的情绪，为孕育宝宝提供良好的基础。

孕前检查是优生的重要内容，主要是确定孕前夫妻双方的健康是否处于良好状态，以便及时发现不能生育的疾病或其他生殖系统缺陷等，供当事人孕育决策时参考。孕1月的产前检查，备孕妈妈可能会做的项目有：

· 确认是否真的怀孕了

血常规检查	了解血色素高低，是否有贫血、凝血异常等血液系统疾病。
尿常规检查	尿常规检测是对肾脏的了解，因为孕妇身体的种种变化对肾脏系统来说是一个巨大的考验。
便常规检查	这项检查是对肠道寄生虫感染、消化系统疾病作出确切的诊断，避免在妊娠中造成流产、胎儿畸形等严重后果。
白带常规检查	白带常规检查是对一些生殖道致病微生物的排查，若发现有感染，应及时进行彻底治疗，以免引起胎儿发育异常、流产、早产等。
妇科内分泌全套检查	这项检查有助于对子宫的了解。
乙肝病毒抗原抗体检测	乙肝病毒抗原抗体的检测是孕妈妈对自己是否患有或携带乙肝病毒的了解。
糖尿病检查	糖尿病是会给妊娠带来严重影响的疾病。因此，一些已有明显肾脏病变或严重的视网膜病变的糖尿病患者，应到医院请医生检查评估后再决定是否能怀孕。
染色体检查	染色体检查用于染色体异常、遗传性疾病的诊断，有助于及早发现先天性卵巢发育不良综合征和先天性性腺发育异常等遗传疾病。

第4天　炼成优质的精子要靠准爸爸

宝宝的到来，是精子和卵子的相遇。而小小的精子里面承载着珍贵的基因密码，要孕育聪明健康的宝宝，准爸爸优质的精子必不可少。精子从产生到成熟至少要 3 个月的时间，所以准爸爸要在准备怀孕前的 3 个月就开始培养优质的精子，以迎接一个健康的宝宝。

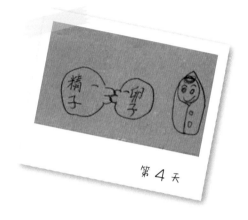

第 4 天

• 准爸爸应该这样做

少去桑拿房、蒸汽浴室。高温蒸浴直接伤害精子，还抑制精子生成。

手机不要放裤兜，笔记本电脑不要放膝盖上。这些行为会提高阴囊温度，产生的辐射有杀精伤害。

不要经常穿紧身裤，少骑车。紧身裤会压迫睾丸，导致睾丸高温，影响生精能力；经常骑车会压迫睾丸，建议骑车时要穿有护垫的短裤，并选择减震功能良好的自行车。

戒烟，少饮酒。

放松心态。精神压力过大对精子的成长有负面影响，所以男性应做些能让自己放松的事情，如散步、听音乐等。

• 改变饮食习惯，多吃绿色蔬菜

绿色蔬菜中含有维生素 C、维生素 E、锌、硒等有利于精子成长的成分；坚果、鱼类中富含不饱和脂肪酸，有利于精子细胞成长。注意少食含咖啡因的饮料和食品，如咖啡、巧克力、可乐等，以免影响精子质量。

第5天 炼成优质的卵子要靠准妈妈

- 是什么在侵害你的卵子

1. 作息、饮食无规律：这会导致卵子质量和受孕能力双双下降。

2. 烟酒不离口：烟酒的毒性会直接作用于卵子，尤其是抽烟，更会伤害身体的整个激素系统，影响卵巢的功能。

3. 人工流产：人工流产后，妊娠突然中断，体内激素水平骤然下降，从而影响卵子的生存环境，影响卵子的质量和活力。

4. 年龄超过35岁。生活方式、环境、年龄都会影响卵子的质量。从女性的生理规律来说，生育能力最强在25岁，30岁后缓慢下降，35岁以后迅速下降。

- 多吃这些补益卵子的食物

黑豆：可补充雌激素，调节内分泌。建议经期结束后连吃6天，每天吃50颗左右；或者直接饮用黑豆浆、黄豆浆。

枸杞、红枣：可以促进卵泡的发育。用枸杞和红枣来泡茶或煮汤喝，每天的食用量是枸杞10粒、红枣3～5颗。

- 温暖子宫的红糖生姜水

适用人群：经期小腹寒凉、手脚冰凉的女性。

材料：红糖30克，生姜20克。

做法：生姜连皮洗净，剁成碎末，放入锅内，加入红糖和2杯水，大火煮沸5分钟，即可饮用。

饮用：从月经干净后的第2天开始，每天早上空腹服用，连服7天。这7天内要暂停性生活。

营养储备——
为胎儿准备好"食物"

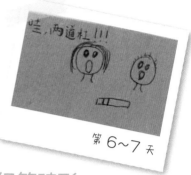

第6~7天

孕前补充叶酸，预防神经管畸形

孕期缺乏叶酸，容易导致胎宝宝神经管畸形，并增加其他器官畸形的概率。为确保安全，建议准妈妈在孕前4个月就开始补充叶酸。因为叶酸补充要经过4周的时间，体内叶酸缺乏的状态才能得到切实改善，并起到预防胎宝宝发育畸形的作用，但一般情况下，获知自己怀孕时都已经到孕期第4周了，这时就会错过补充叶酸的良好时机。所以建议准妈妈从孕前3个月（最迟孕前1个月）开始补充叶酸，如有需要，整个孕期都可以坚持服用。

· **每天 0.4 毫克**

世界卫生组织推荐孕妈妈每日摄入叶酸400微克，即0.4毫克。

目前市场上唯一得到国家卫生部门组织批准的、预防胎儿神经管畸形的叶酸增补剂是"斯利安"片，每片0.4毫克。从孕前到孕早期期间，建议坚持每天至少补充0.4毫克叶酸；到孕中期、孕晚期后，可每天补充0.4 ～ 0.8毫克叶酸。

富含叶酸的食物

蔬菜类：如莴笋、菠菜、西红柿、胡萝卜、油菜、小白菜、扁豆等。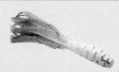

新鲜水果：如橘子、草莓、樱桃、香蕉、桃子、葡萄、猕猴桃等。

禽肉类：瘦肉、蛋黄、动物的肝脏等。

好的身体是孕育健康宝宝的基础，所以孕前要进行营养补充。不同体质的女性，由于个体之间的差异，在孕前营养补充、饮食调理、开始时间、营养内容、加量多少等问题上，都要因人而异。

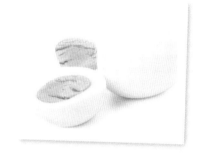

体质与营养状况一般的女性，饮食调理应在孕前3个月就开始，每天要摄入足够量的优质蛋白质、维生素、矿物质、微量元素和适量脂肪，这些营养素是胎儿生长发育的物质基础。平时可多吃鸡、鸭、鱼、猪瘦肉、虾、鸡蛋、豆制品、牛奶、骨头汤、坚果类食物。

身体瘦弱、营养状况较差的女性，孕前饮食调理更为重要，最好在怀孕前1年左右就开始补充营养。除上述的营养元素要足够外，还应注意营养要全面，不偏食、不挑食，搭配要合理，科学烹饪，多调换口味，以使身体得到充分补充，达到较佳状态。

身体肥胖、营养状态较好的人，通常来说不需要过多地增加营养，但是优质蛋白质、维生素、矿物质等这些必需的营养素摄入仍不可少，只是应少进食含脂肪及糖类较高的食物。

食补是安全而有效的进补方式，如果想要服用维生素剂、铁剂或其他营养制剂，应在医生的指导下服用，不可盲目滥用，也不要服用过量，有些营养素摄入过量同样对身体有害。

专家研究表明，体重过重或过轻的女性，会因内分泌功能受到影响而不利于受孕。体重过轻，表明体内的营养状况欠佳，怀孕后容易生出低体重儿；反之，身体肥胖容易导致某些妊娠并发症，如高血压、糖尿病等，容易生出巨大儿。另外，体重不正常还会使婴儿出生后第一年患呼吸道或腹泻的概率增大。所以，一旦计划怀孕，就要注意把体重调整到正常。

· 标准体重测量方法及评价标准

目前国际上常用的衡量人体胖瘦程度以及健康与否的一个标准是 BMI，简称体重指数。其计算公式如下：

体重指数（BMI）= 体重（千克）/【身高（米）× 身高（米）】

体重指数	类别	罹病概率
< 18.5	过轻	某些疾病患病率增高
18.5~22.9	正常	正常
23~24.9	过重	增高
25~29.9	肥胖	高
> 30	痴肥	严重

如果孕前体重低于标准，除了增加饮食量外，还应多摄取优质蛋白质和富含脂肪的食物，如肉类、蛋类、鱼类及大豆制品，使体重达到标准范围；体重超重的女性，孕前要减少脂肪、淀粉和糖类食物的摄入，并注意加强体育锻炼或运动，待体重恢复到正常标准时再准备怀孕。

孕期生活——
完美备孕进行时

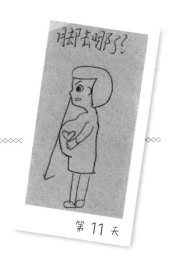

第 11 天

第11~12天 备孕夫妻要忌烟酒

- 孕前要戒烟

　　夫妻双方或一方吸烟，都对受孕有着很大的影响。因为香烟在燃烧过程中所产生的有毒化学物质可能导致细胞突变，对生殖细胞会造成损害，卵子和精子突变后会导致胎儿畸形和智力低下。

　　女性在怀孕20周以前如果减少吸烟数量或停止吸烟，所生婴儿的出生重量可接近于非吸烟者的婴儿，但仍有先天性异常的危险，这是由于在怀孕早期或怀孕前吸烟所引起的。因为烟雾中含有一些致畸物质，如尼古丁、焦油、辐射物，尼古丁及其代谢产物会改变催乳素和黄体酮的分泌，破坏受精卵的着床过程，还会提高妊娠子宫的紧张度，增加子宫的收缩力，从而造成自发性流产。注意：孕妇也会受二手烟影响，妻子和吸烟的丈夫在一起，会吸入空气中的焦油和尼古丁，同本人吸烟一样有危害。因此，备孕女性应在1年前停止吸烟，并同时让丈夫也戒烟。

- 孕前须戒酒

　　孕妇饮酒会造成流产、早产、死胎，且发生率较常人明显升高，因为酒精是生殖细胞的毒害因子，受酒精毒害的卵子很难迅速恢复健康。酒精还可导致受精卵不健全，酒后受孕可造成胎儿发育迟缓。因此，如果受孕前有饮酒习惯，应等到这种不健康的卵细胞排出后，新的健康的卵细胞成熟时再考虑受孕。酒精代谢物一般在戒酒后2~3天即可排泄出去，但一个卵细胞的成熟至少要14天以上。所以，孕前须戒酒一个月后方可受孕，而且孕后也一定要戒酒。

第13~14天 排卵期在哪一天呢

女性在排卵期排出的卵子存活时间只有 12 小时，精子的寿命为 48 小时，故女性只有在排卵期同房才会受孕，所以掌握自己准确的排卵日期至关重要。

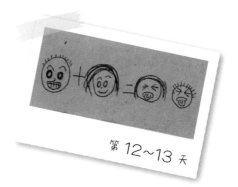

第12~13天

• **基础体温测试排卵期**

可用基础体温法来测定排卵日。基础体温是指在没有发生运动、饮食等足以改变体温的行为前测量的体温。女性排卵前，基础体温一般为 36.2 ~ 36.5℃，排卵后，基础体温会上升至高体温段，一般为 36.8℃左右。从低体温段向高体温段移动的这几天，可视为排卵日期。

• **按月经周期推算**

在生殖周期中，子宫每个月都有月经周期为受孕作准备，月经来潮的第一天是月经周期的第一天，排卵通常发生在下次月经来潮前的 14 天左右，所以将这前后两天视为排卵期。此测算方法适于月经周期较规律的女性，比如，正常的月经周期为 28 天的女性，如果这次月经第一天为 3 月 10 日，那么其排卵期应在 25、26、27、28、29 这几天。

• **用排卵试纸测试**

排卵试纸是通过检测黄体生成激素（LH）的峰值水平来预知是否排卵的。女性排卵前 24~48 小时内，尿液中的黄体生成激素（LH）会出现高峰值，用排卵试纸自测，结果就会显示为阳性。测试方法可按排卵试纸上的包装说明。

不过尽量采用每天同一时刻的尿样，收集尿液前 2 小时应减少水分摄入，因稀释了的尿样也会妨碍 LH 峰值的检测。

第15~16天 别错过受孕好时机哦

受孕时的年龄、季节、时间、环境和心情，影响着精子和卵子的质量。准爸妈要抓住受孕良辰，以愉悦心情来"创造"聪明健康的宝宝。

- ## 在精卵质量最佳的年龄

女性的最佳生育年龄为 24 ~ 29 周岁，这个阶段，卵子质量相对较高，身体健康度高，分娩的危险性小，心理也比较成熟，具备了做妈妈的内外条件。如果太早或者太晚怀孕，尤其是 35 以上的高龄孕妈，就容易并发各种妊娠疾病，影响胎宝宝的正常发育。

而男性的最佳生育年龄则在 27 ~ 35 周岁，此时精子的质量达到高峰，夫妻双方的经济基础也更牢固，能承担为人父母的责任了。而且，男性超过 35 岁以后，体内的雄性激素开始衰减，精子的数量和质量都会开始走下坡路。

- ## 在你感到舒适的季节

无论哪个季节怀孕都没问题，但总有某些季节会让人感到更舒适，尤其是在早孕反应期和月子期。

鉴于此，我们推荐准妈妈可在 7 月上旬到 9 月上旬之间受孕。这样，当早孕反应出现的时候正值秋季，可以避开炎炎夏日食欲不佳的影响，而且秋季水果、蔬菜大量成熟，可以给孕妈妈更好的营养，而分娩期则到了次年的春末夏初，坐月子最舒服，宝宝也避免了流感威胁。

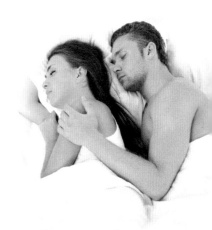

- ## 在精子最有活力的时刻

人一般来说，晚上 9 ~ 10 点是同房受孕的最佳时刻。而且此时同房后，女性长时间平躺睡眠有助于精子游动，增加精子与卵子相遇的机会。

11

第17~18天 生命的诞生，精子和卵子的相遇

每一个新生命都是由一个精子和一个卵子相遇而促成的。精子与卵子结合成一个单细胞，在未来数月，胎宝宝就由这个肉眼几乎看不见的称为"合子"的单细胞发育而来。

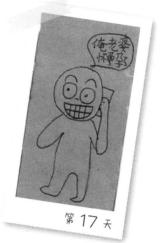

第 17 天

· 受孕的瞬间

受孕的瞬间完全依靠时间的选择，当健康的精子到达输卵管时，输卵管内必须有一个成熟的卵子才能受孕。

精子在女性体内最多只能存活 4 天，而 48 小时后就已经开始老化了。如果卵子在 4 天后才姗姗来迟到达输卵管，精子已经死了。也就是说，在女次排卵前 2～3 天或在排卵的当天性交，怀孕的可能性就非常大。而卵子则是排卵 6 小时后开始老化，12 小时后即死亡。

· 强壮、幸运又霸道的第一名

当性交后，大部分精子会争先恐后地往前冲，也许它们知道，胜利只属于第一名，第二名也是输家，经过层层障碍，几亿的队伍到达卵子周围时已不足 200 名。精子的头部可分泌一种特殊的酶，只有遇到卵子才会释放出来，去溶解卵子的外壳，帮助精子头部进入卵子内同卵子的核融合。当获得第一名的精子穿透卵细胞外层的透明膜时，卵子立即就会释放一种化学物质，透明带即发生生化反应，能把其他精子全部阻隔在外面。

· 生命之花悄然绽放

精子和卵子形成一个含有 46 条染色体的细胞，其中 23 条来自父亲，23 条来自母亲，数小时后，这个细胞复制了 DNA 的物质，并一分为二，在你的腹中，神奇的生命之旅由此开始。

近年来，养宠物的家庭越来越多，特别是年轻女性，对一些可爱的猫、狗等动物特别宠爱，与之非常亲密。宠物虽然可爱，但对人的健康多有不利，尤其是对有怀孕计划的年轻夫妇，更能构成严重的威胁。因为当你和宠物接触的时候，极有可能感染上一种叫做弓形虫的病菌。

弓形虫病是由弓形虫引发的一种人畜共患疾病，经常会通过猫、狗传染给人类。它们排出的粪便中含有大量的滋生体，人若不注意环境卫生与它们接触，或饭前、便后未洗手，或吃了未经煮熟的含有滋养体的食物，就会被感染。如果怀孕的女性感染了急性弓形虫病，不管本人是否出现症状，都会通过胎盘传给胎儿，造成流产、早产、死胎和胎儿畸形，也可导致孩子在儿童期时智力低下。有的孩子出生时并无症状，但会在数月或数年后发生神经系统症状及眼部损害症状。被弓形虫感染后的女性没有自觉症状，若家中养有宠物，夫妇在孕前应该到医院检查，经确认没感染宠物身上的病原体后才可怀孕。

所以，为了优生，准备怀孕或已经怀孕的女性一定要避免接触小猫、小狗等宠物，家中的宠物应寄养或送给亲友，也不要到养动物的朋友家或动物园去玩，一旦接触了宠物应马上洗手。

如果你对可爱的小宠物无法割舍，那就去做抗弓形虫病毒（TOX）化验。如果显示你已经感染过弓形虫并产生抗体，那你就可以继续让小宠物待在家里；如果你的体内还没有弓形虫，为了你和胎宝宝的健康还是暂时送到亲戚朋友家寄养吧。

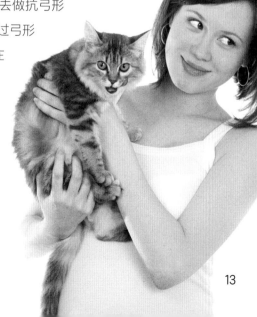

怀孕后，吃喝休息都不是一个人的事了，吃药更是一件"大事"。许多孕妈妈在孕早期并不知道自己怀孕的情况下服用了某些药物，往往很担心是否会对胎宝宝不利，对是否要中止妊娠犹豫不决。其实，怀孕期间的用药安全，除了考虑药物安全性分级之外，也要注意服用药物的时间点。

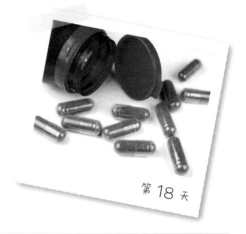

第 18 天

高度敏感期	孕程 3 ~ 8 周内，此时胚胎对于药物的反应最为敏感，致畸药物可产生宝宝畸形的危害，但不一定引起流产。此时应根据药物毒副作用的大小及有关症状加以判断，若出现与此有关的阴道出血，不宜盲目保胎。
中度敏感期	孕 8 周至孕 5 个月。此时胎宝宝对药物的毒副作用较为敏感，但多数不引起自然流产，致畸程度也难以预测。此时是否中止妊娠应根据药物的毒副作用大小等因素全面考虑，权衡利弊后再做决定。
低度敏感期	孕 5 个月以上，胎宝宝各脏器基本已发育，对药物敏感性降低，用药后一般不会出现明显畸形，但可能出现程度不一的发育异常或局限性损害。
安全期	孕 3 周（停经 3 周）以内，此时服药不必为生畸形儿担忧。若无任何流产征兆，一般表示药物未对胚胎造成影响，可以继续妊娠。

孕期课堂——
准爸妈都要知道的孕期知识

注意！避开这四大黑色受孕时间

宝宝的先天条件其实有很大一部分在受精的那一刻已经由精子和卵子的质量决定了。所以，夫妻双方不妨从提高卵子、精子的质量开始，给自己制定一个长达一年半的妊娠计划。在这期间，要尽量避开以下这些黑色受孕时间，给宝宝一个良好的开始。

新婚蜜月期	不要在新婚时马上受孕。在蜜月期间，身体一般处于疲劳状态，加之新婚蜜月期性生活比较频繁，会影响精子的质量和卵子状态。因此，建议准爸妈在新婚后过一段时间再实施怀孕计划。
旅途劳顿期	旅途中的生活起居往往没有规律，饮食失调，舟车劳顿，饥饱无常，营养偏失，睡眠不足，使大脑皮质经常处于兴奋状态，加上过度疲劳和旅途颠簸，影响受精卵生长或引起子宫收缩，易导致流产或先兆流产。
早产或流产后	发生早产、流产或摘除葡萄胎的女性，体内的内分泌功能暂时还未完全康复，特别是做过刮宫手术的女性。如果身体很快受孕，会不利于子宫的恢复，也不能为宝宝提供良好的生长环境。
服用避孕药时	无论是口服避孕药还是外用避孕药，一旦受孕都会对受精卵造成不利影响，宝宝发生先天畸形的概率增大，出生时的成熟度、体重、生长发育速度等也都与正常受孕的宝宝有明显差别。建议准妈妈在停服避孕药至少半年后再怀孕。

试管婴儿并不是在试管中孕育婴儿的意思，而是体外受精 – 胚胎移植技术的俗称，是分别将卵子和精子取出后，置于培养液内使其受精，再将胚胎移植回母体子宫内发育成胎儿的过程。试管婴儿最初由英国产科医生帕特

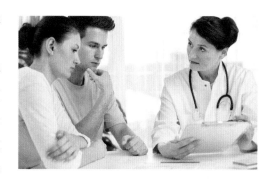

里克·斯特普托和生理学家罗伯特·爱德华兹合作研究成功，该技术引起了世界科学界的轰动。1978 年 7 月 25 日，全球首位试管婴儿在英国诞生。

试管婴儿技术的出现，使得很多女性有了做母亲的希望。比如，输卵管梗阻的患者；不明原因不孕，通过 IUI 等治疗亦未能妊娠者；男方重度少精弱精，或男方无精症，需经睾丸或附睾穿刺获取精子者；子宫内膜异位症伴不孕的妇女可以酌情采用 IVF 助孕；排卵障碍的患者，经一般的促排卵治疗无成熟卵泡生长的人等。

• 做试管婴儿的条件

身体条件：为了能让试管婴儿移植过程中能更好地提升成功率，女性需要进行前期身体检查，具备相关身体条件因素才能进行；试管婴儿移植手术成功与否，很重要的因素是男方的精子质量，如果精子本身存活率低，做试管婴儿也没有用。

合法证件：做试管婴儿的条件之一就是合法性，想要做试管婴儿的夫妇需要具备结婚证、夫妻身份证及准生证，作为依据进行有效的登记才能做试管婴儿。

费用条件：试管婴儿的费用也是一个非常重要的条件，因为试管婴儿属于尖端技术，相应的费用就会很高。因此，想要做试管婴儿前，就要咨询好相关的费用，做好准备。

受精卵着床后，才算是正式安家

• 受精卵开始着床

精子和卵子相遇后，子宫内膜受到卵巢分泌的激素影响，会变得肥厚松软且富有营养，受精卵不断分裂细胞，同时渐渐地向子宫方向移动。经过 4 ~ 5 天到达子宫腔，然后形成一个实心的细胞团，叫做"桑葚胚"，这时的受精卵叫做"胚泡"。约 2 天后，胚泡与子宫内膜接触，着床开始，经过 4 ~ 5 天的时间，胚泡钻入并埋于子宫内膜里，受精卵成功地在子宫里"着陆"。

受精卵在着床之前与母体没有任何联系，因此用验孕纸是测不出怀孕的，大约排卵后的 15 天左右才能用验孕纸测出早孕。

• 受精卵着床时的身体感觉

一般情况下，受精卵着床时你不会有什么特殊的感觉，如果你的神经足够敏感的话，可能会察觉自己身体发生的微妙变化，比如基础体温骤降骤升、小腹胀痛、乳房胀痛、阴道极少量出血，但这都是极个别情况，不具有普遍性和代表性。如果没有出现上述情况也不用担心，只要你的生殖系统健康、各项机能正常，受精卵一般都能顺利着床。

• 影响受精卵着床的因素

不是所有的受精卵都能够顺利着床，当受精卵本身有缺陷或卵巢黄体功能不全（如黄体酮分泌不足、子宫内膜异常）或子宫异常（如子宫发育不良、子宫内膜息肉、宫颈粘连）时，受精卵便很难着床。

• 警惕受精卵着错床

受精卵只有在子宫内膜上着床才能够发育成胎儿，如果受精卵没有在子宫内膜停留，而是在其他地方（如输卵管）停下来并发育，就会造成宫外孕。因此，在确定怀孕后要记得去医院做检查，以排除宫外孕的可能。

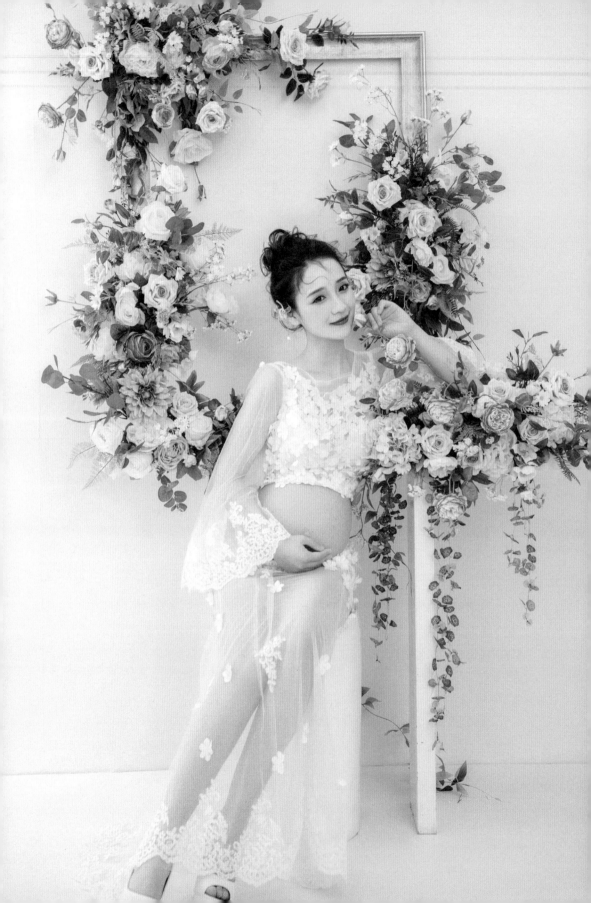

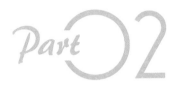

Part 02

孕2月——
早孕来报到，喜悦难以言喻

恭喜你，晋升为孕妈妈了！

激动、喜悦，难以言喻的幸福洋溢心田。

伴随着惊喜的同时，早孕反应也来报到了：

疲劳、嗜睡、没胃口、看到准爸就来气……

但这些不适，都能让你真切感到腹中宝宝的存在。

为了宝宝，孕妈妈也要振作哦！

宝宝，欢迎你的到来

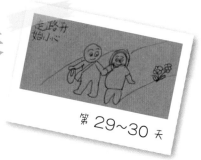

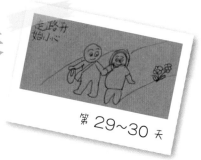

第29~30天 真的怀孕了吗

怀孕后会有一系列生理变化，从以下现象可判断自己是不是怀孕了。如果怀疑怀孕了，应该去医院请医生加以诊断证实，排除一些异常情况，切不可随便自行诊断。

月经停止	如果月经一直很有规律，一旦超过7天不来，而之前没有采取可靠的避孕方式，应首先想到可能是怀孕了。这是怀孕的最早信号，过期时间越长，妊娠的可能性就越大。
早孕反应	停经后出现的一些不适现象叫早孕反应。早孕反应是畏冷，并逐渐出现疲乏、嗜睡、食欲不振、挑食、喜酸、怕闻油腻味、早起恶心甚至呕吐等现象，严重时还会出现头晕、乏力等。
基础体温升高	一直在测量基础体温的女性，怀孕后可发现晨起的基础体温往往升高了0.3~0.5℃。
尿频	怀孕后由于子宫增大，会压迫膀胱而使小便次数增多，这种现象多在夜间出现。每次小便量通常不多，有些孕妇甚至需要每小时如厕一次。小便频繁的现象最早开始于受孕后一星期，然后持续到分娩之后才恢复正常。
乳房变化	怀孕后乳房会增大，有胀满感，乳头有刺痛感，乳晕颜色变深，皮肤下出现一些结节等变化。

除观察以上生理反应外，还可以通过一些辅助工具或检查来确定是否已经怀孕。比如早孕试纸，可按照试纸说明书上的方法测试尿液，最好是早上的第一次尿液，如试纸上出现两条红线，就说明可能怀孕了。

胎宝宝，像一个可爱的小海马

到现在为止，受精卵已经在你的子宫里住满 4 周了，一路走来可真不容易呀。那么，孕 2 月，胎宝宝会在妈妈肚子里发生什么变化呢？

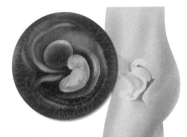

时间	胎宝宝在子宫内的变化
孕 5 周	此时的胎宝宝还只能称为胚胎。胚胎一旦在子宫内着床，就开始分泌相关激素，胚胎细胞更加分化，形成"三胚层"，每一层细胞都将形成身体的不同器官。在这个时期，神经系统和循环系统的基础组织最先开始分化，此时小胚胎只有苹果子那么大，外观很像一个熟睡的"小海马"，大约长 4 毫米，重量不到 1 克。
孕 6 周	在子宫里，胚胎正在迅速生长，人体的各种器官均已出现，只是结构和功能还很不完善。小心脏也已经开始规律跳动。胚胎的长度有 0.6 厘米，像一颗小松子仁，包括初级的肾和心脏等主要器官都已形成，神经管开始连接大脑和脊髓。四肢开始出现了，但还是不甚规则的凸起物，医学上称它们为"胚芽"。
孕 7 周	胚胎细胞仍在快速地分裂，到本周末，胚胎大小就像一粒蚕豆，有一个特别大的头，在眼睛的位置会有两个黑黑的小点，而且鼻孔开始形成，腭部开始发育，耳朵部位明显凸起。胚胎的手臂和腿开始伸出嫩芽，手指也从现在开始发育。这时心脏开始划分成心房和心室，而且每分钟的心跳可达 150 次，脑垂体也开始发育。
孕 8 周	心脏和大脑已经发育得非常复杂，眼睑开始出现褶痕，鼻子的雏形开始出现，胳膊在肘部变得弯曲。可爱的胎宝宝开始在羊水中进行类似游泳般的运动了。

第32天 早孕反应来报到

• 妊娠早期反应症状

女性在怀孕早期会出现一系列异常现象，一般会持续 1 ~ 2 个月，最迟在第 4 个月末消失，发生率约为 50%。这种现象一般不会对孕妈妈和胎儿有太大影响，表现多为食欲不振、恶心、呕吐、厌油腻、偏食、腹胀、头晕、乏力、嗜睡，甚至低热等。这是孕妈妈特有的早孕反应现象，这种反应的时间、程度、症状会因人而异。

• 恼人的恶心、呕吐

孕吐一般从妊娠后 6 周左右或更早的时间开始，孕妈妈会经常恶心、呕吐，早晨时尤其严重，这种症状会持续一个多月。目前孕吐的原因尚未完全明确，有一种说法是胎儿发出的本能自我保护的信息。因为怀孕激素的影响，轻微的呕吐是正常的，如果呕吐严重不能正常进食，就要到医院检查。

• 疲倦、犯困、睡不醒

怀孕后，由于胎宝宝生长发育的需要，会从你的体内吸收大量营养，就会使你经常感到疲倦、困乏，这是正常现象。除了要保证晚上 7 ~ 8 的小时的睡眠时间，孕妈妈可以在每天午间小休一会儿，让大脑和身体得到放松，有助恢复体力和精力。

• 频频上厕所

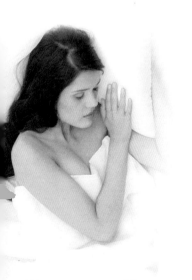

怀孕初期孕妈妈会出现尿频现象，喝一点水就想上厕所，平均白天超过 7 次，晚间超过 2 次，间隔在 2 小时以内。这是由于激素分泌的变化以及子宫增大而占据了盆腔的大部分空间，推挤膀胱上移，使膀胱受到刺激引起的。只要控制水量，临睡前 1 ~ 2 小时少喝水，少吃西瓜、冬瓜等利尿食物，尿频现象就能改善。

早孕反应一般对生活和工作影响不大，在妊娠 12 周左右会自行消失。不过，为了顺利度过孕早期，孕妈妈们可想些办法减轻反应。

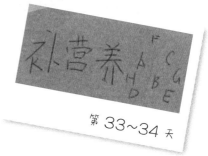

第33~34天

• 消除心理负担

要保持心情愉快，多了解一些相关的医学知识，并尽量消除对怀孕的心理负担，如对胎儿性别想得太多，担心怀孕、哺乳会使自己的体形发生变化，对分娩过分害怕等等。闲暇时做自己喜欢做的事情，邀朋友小聚、散步、聊天都可以。

• 适量的运动

不能因为妊娠剧吐就整日卧床，尤其一些体质较差的人，环境稍微一变化就会因为不适应而生病，这样只会让症状变得更加严重。应该适当做一些运动，像和家人散散步、做做孕妇体操等，从而改善心情，使早孕反应减轻。

• 选择喜欢的食物

早孕反应剧烈会引起食欲不佳，这时可以选择一些自己喜欢的食物来吃。还可在医生指导下口服维生素 B_1、维生素 B_6、维生素 C 等，配合适当休息。在很难受的情况下，还可以用橘皮煎水饮用或口含姜片，这样对缓解症状有一定效果。

• 防止便秘

一般而言，女性比男性容易便秘，尤其是怀孕期间更为严重。便秘会加重孕吐，有时因孕吐的反射作用，甚至会引起流产，所以当便秘持续 2 天以上时就必须注意，给予改善。

23

第35天 怀孕，好处可多着呢

治痛经	很多女性都被痛经困扰过，有的甚至会痛至呕吐、晕厥。而产后不久，女性的月经又会恢复，但是，这次却有一个可喜的变化：令人烦恼的痛经减少，甚至消失了。 原来，在孕育宝宝的过程中，女性的身体如子宫、乳房会经过再次发育，内分泌也能得到自发调节，痛经现象有所改善。
增加10年免疫力	有关研究表明，女性一生中如果有一次完整的孕育过程，就能增加10年免疫力，这种免疫力主要是针对妇科肿瘤的，这一研究结论在临床上已被反复证实。许多妇产科大夫发现，未生育的妇女易发生激素依赖性疾病，如子宫肌瘤、子宫内膜异位症，同时未生育妇女的卵巢良性肿瘤及卵巢癌的发生率易高于生育过的妇女。
让股骨更强壮	美国有一项研究发现，女性每生育一次，就有助于降低9%的骨折风险。科学家推论，女性在怀孕过程中体位发生自然改变。身体的施力点发生了变化，影响到股骨支撑的力学结构，最终强化了这类女性的股骨支撑，因而让妈妈们拥有更强壮的股骨。
更美丽	生活中，常见有些女性怀孕后变得容光焕发，而产前产后经过细心调理，这种美丽会一直延续下去，主要是因为孕期女性基础代谢率会增加，身体的内分泌能得到更好调节，雌激素水平高，导致皮肤更光洁、弹性更好。

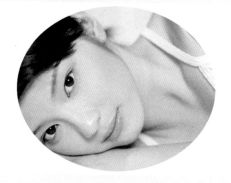

人类的怀孕期是平均满 40 周（共 280 天），所以怀孕满 40 周的那一天就是预产期。因为一个月约 4 个星期，所以人们常说"怀胎十月"。可是一个月不都是 28 天，大月有 31 天，小月有 30 天，只有 2 月才是 28 天，所以仔细算起来，妊娠 280 天其实应是 9 个月零 7 天。因此，可采用以下方法来计算预产期。

• 月经推算法

月经规律的孕妈妈，预产期以最后一次月经的月份加 9（如果加 9 后得出的数字超过 12，则改为减 3），天数加 7 即可得知。例如，最后一次月经为 1 月 1 日，则预产期就在 10 月 8 日；若最后一次月经为 10 月 10 日，则预产期即为第二年 7 月 17 日。

不过，这种推算法只适用于月经周期为 28 天的女性。因此，如果月经周期为 23 天的孕妈妈的预产期，需较 28 天的孕妈妈提前 5 天；而周期为 35 天的孕妈妈，则往后延 7 天，依此类推。

用上述方法推算出来的预产期，只能说是大概的分娩日期，并不是一定会在那一天生产。据统计，能在预产期生产的不到 5%，在预产期前后两周内生产都属于正常现象。

如果孕妈妈对末次月经来潮的确切日期记不清了，那么可参考下面的方法进行推算。

• 根据早孕反应的时间推算

一般妊娠反应在闭经 6 周左右出现，这时预产期的推算方法是：出现早孕反应日加上 34 周，为估计分娩日。

• 根据 B 超检查推算分娩日期

主要通过 B 超测双顶径（BPD）、头臀长（CRL）及股骨长（FL）进行测算。孕早期 B 超对胎龄的估计较为准确。

孕期营养——
孕妈妈营养摄入有讲究

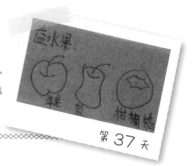

第37天 孕 2 月孕妈妈的饮食原则

在妊娠的第 2 个月，有些孕妈妈会因孕吐而吃不下东西，因而担心胎儿是否会营养不良。妊娠初期胎儿生长缓慢，但母体体重相对增长较快，对营养的要求增高，但不是很高，所以不要勉强自己进食，营养的摄入要结合体重的变化。

孕妈妈在这一时期的饮食营养，主要应以富含维生素 B_1、维生素 B_6、微量元素锌，以及易于消化、蛋白质丰富的食物为主。此外，也可食用一些开胃健脾、理气的汤水和热饮。

一日营养食谱

	早 餐	午 餐	晚 餐
主食	莲子大枣粥 2 小碗，小米面发糕 1 块（约 100 克）。	米饭 2 小碗，或金银小馒头 2 个（面粉 70 克、玉米面 30 克）。	蔬菜挂面 2 小碗，或米饭 2 小碗（量均保持在 150 克左右）。
副食	酱牛肉 80 克，茶叶蛋 1 个，香蕉 2 个。	红焖鲤鱼（鲤鱼约 200 克），杏仁炝西芹（西芹 250 克、杏仁 30 克），排骨冬瓜汤 2 小碗。餐后水果约 150 克。	虾酱炒豆腐（豆腐 100 克、虾酱 15 克），排骨炖白菜（猪排骨 50 克、白菜 150 克），小水萝卜汤 2 小碗（鲜水萝卜 150 克，香菜、紫菜等各适量）。餐后可吃苹果 1 个。

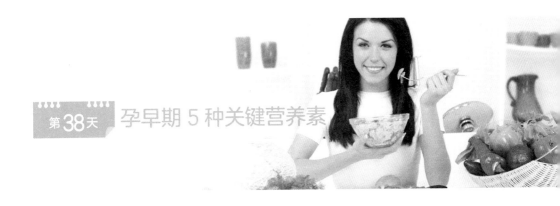

第38天 孕早期5种关键营养素

	作　用	每日需求量	补充方法
叶酸	预防胎宝宝神经管畸形。	孕妈妈对叶酸的需求量为每日0.4～1毫克。	可通过口服叶酸制剂（如"斯利安"叶酸片）或摄入富含叶酸的食物来补充。
维生素A	有利于胎宝宝皮肤、胃肠道和肺部的健康。	孕妈妈对维生素A的需求量为每日0.8毫克。	可通过食用动物肝脏、鱼肝油、鱼籽、牛奶、奶油、禽蛋、芒果、柿子、黄绿色蔬菜等补充。
维生素B_6	帮助胎宝宝中枢神经系统发育；缓解妊娠呕吐。	孕妈妈对维生素B_6的需求量为每日1.9毫克。	可通过食用大米、糙米、燕麦、酵母粉、麦芽糖、蛋黄、鸡肉、鱼类、动物肝脏等补充。
维生素C	增强机体抗病能力，减轻牙龈出血症状。	孕妈妈对维生素C的需求量为每日100毫克。	可通过食用西红柿、青椒、黄瓜、菜花、油菜、萝卜、大枣、草莓、柑橘、苹果、猕猴桃等食物补充。
镁	怀孕前3个月镁的摄入量关系到新生儿的身高、体重和头围大小。	孕妈妈对镁的需求量为每日300～500毫克。	可通过食用紫菜、海米、小米、玉米、豆类、豆腐、辣椒、蘑菇、核桃、花生、芝麻、杏仁、香蕉等食物补充。

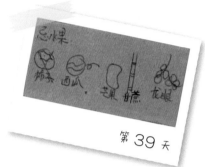

第39天 孕2月孕妈妈的饮食禁忌

• 避免维生素A的过度摄取

维生素A大量存在于我们日常摄取的食物中，如果摄取过度，孕妈妈有可能产下畸形儿。

鱼肝油、全脂奶粉、鸡蛋等食物中均含有维生素A，应避免摄取过度。

而在人体中转化为维生素A的胡萝卜素则没有任何毒性，因此胡萝卜、菠菜等黄绿色蔬菜和海藻类是可以放心食用的。

• 孕妈妈要远离的饮食

酒精

怀孕期间即使是少量饮酒也容易引起胎儿神经发育迟缓，发育不全，以及心脏、大脑、神经管的畸形或面部畸形，因此从怀孕早期就要远离酒精。

快餐食品

快餐食品中不仅含有大量足以引起胎儿异常的色素和防腐剂，还会阻碍钙吸收的磷酸盐，而且缺乏营养，对孕妈妈和胎儿都不利。

人工甜味剂

减肥饮料中含有新型甜味阿斯巴甜，如果大量摄取有可能引起胎儿的智力障碍。另外，糖精有可能致癌，尽量不要食用。

致癌防腐剂

奶酪、清凉饮料、火腿、香肠以及人造黄油等食物中均含有防腐剂。山梨酸和苯甲酸等防腐剂容易诱发癌症或引起细胞的突发性和染色体异常，因此应尽量避免食用。

辛辣和刺激性食物

怀孕后肠胃功能较之以前会下降20%左右，导致有时会感到消化不良或胃痛，因此应尽量避免摄取过于辛辣或刺激性的食物。

孕期生活——愉悦的心情，孕育健康的宝宝

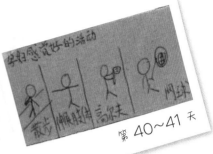

第 40~41 天

第40~41天 胎教时光，温柔的诗篇

要当妈妈了，你是什么感觉呢？是满怀期待，还是充满想象？也许你已习惯当妈妈的女儿，却还未做好成为孩子妈妈的准备。在新生命悄然绽放的开始，不妨来读读泰戈尔的这篇《开始》，提前体会下当妈妈的感觉吧！

"我是从哪儿来的，你，在哪儿把我捡起来的？"孩子问他的妈妈说。

她把孩子紧紧地搂在胸前，半哭笑地答道——

"你曾被我当作心愿藏在我的心里，我的宝贝。"

"你曾存在于我孩童时代玩的泥娃娃身上；每天早晨我用泥土塑造我的神像，那时我反复地塑了又捏碎了的就是你。"

"你曾活在我所有的希望和爱里，活在我的生命里，我母亲的生命里。"

"当我做女孩子的时候，我的心的花瓣儿张开，你就像一股花香似地散发出来。"

"你的软软的温柔，在我的青春的肢体上开花了，像太阳出来之前的天空上的一片曙光。"

"上天的第一宠儿，晨曦的孪生兄弟，你从世界的生命的溪流浮泛而下，终于停泊在我的心头。"

"当我凝视你的脸蛋儿的时候，神秘之感淹没了我，你这属于一切人的，竟成了我的。"

"为了怕失掉你，我把你紧紧地搂在胸前。是什么魔术把这世界的宝贝引到我的手臂里来呢？"

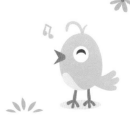

孕期，要穿得舒舒服服

- **孕妈妈内衣的选择**

  孕妈妈内衣的选择需考虑胸部与腰部的变化，质料应选择易清洗、高棉质的，可防治因皮肤变得敏感所带来的不适。同时，孕妈妈的分泌物会增多，所以内裤最好选触感与吸水性好的棉质内裤，且能够包住腹部与大腿，这样可防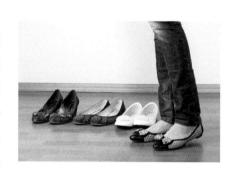止因腹部着凉而引起的早产或流产，另外在腹部及大腿处要有松紧束缚。

- **科学选用乳罩**

  戴乳罩并不单是为了美观，主要是因为乳罩有支托、稳定、保护乳房的作用。选购乳罩前要先量好尺寸，测量时，先用皮尺通过测两个乳头处来量最大胸围，然后再量两侧乳房下面反折线处的最小胸围，市售的乳罩号码是最小胸围数。用最大胸围减去最小胸围，再除以2，即可求出乳房的近似高度。选购时，不仅要注意号码是否合适，还要看乳罩锥形隆起的高度是否与自己乳房的近似高度相适应，圆锥能否容纳乳房。建议选用纯棉的、有软钢托的乳罩，可支持日益增大的乳房，防止其下垂。还可以选择前扣式的，这样便于穿着和产后哺乳。

- **孕妈妈不宜穿三角形内裤**

  很多女性平时喜欢穿三角形内裤，因为其舒适而贴身，还可显示女性的体形美。但是由于在妊娠期容易出汗，阴道分泌物也会增多，穿三角形紧身内裤不利透气和吸湿，容易发生妇科炎症。而且穿着此种类型内裤有时会出现着凉现象。同时，待孕妈妈的肚子逐渐增大时，三角形内裤就无法穿用了。因此，建议孕妈妈选用能把腹部全部遮住的肥大短裤。

写妊娠日记，记录爱的时刻

确定怀孕以后，孕妈妈就可以开始记录妊娠日记。怀孕是人生的一件大事，相信你的心境与感受与以往的任何时候都不同，得知有了宝宝的那刻，宝宝第一次胎动的时刻，你给宝宝做胎教的时刻，准爸爸与宝宝互动的时刻……点点滴滴都可变为文字保留于日记中。

将每天的经历和感受记录下来，即使是流水账都没关系，因为这本日记是你对宝宝爱的记录，将会是你难忘珍贵的回忆！

另外，妊娠日记中还应包括在妊娠期间发生的有关事项，特别是医院的检查结果、孕妈妈的身体状况、胎儿的异常状况等。及时记录这些情况，妊娠日记将会是一份宝贵的档案资料。

妊娠日记所记载的这些内容可帮助孕妈妈掌握孕期活动及变化，帮助医务人员了解孕妈妈在妊娠期间的生理及病理状态，为及时处理异常情况提供依据，可以减少因记忆错误而造成病史叙述不准确及医务人员处理失误。妊娠日记中，下列重要内容切不可遗漏：

1. 末次月经日期，医生根据该日期可以大致推算预产期。

2. 早孕反应何时开始、何时消失，以及反应程度。

3. 第一次胎动的日期与以后每日的胎动次数。

4. 孕期出血情况，记录出血量和持续时间。

5. 若孕期患病，应加以记录，包括疾病的起始日期、主要症状和用药品种、剂量、天数、副作用等内容。

6. 有无接触有毒、有害物质及放射线。

7. 重要化验及特殊检查结果，如血尿常规、血型、肝功能、B超等。

8. 如果曾经有过情绪激烈变化或性生活，也应加以记录。

9. 产前检查的日期、胎位情况。

10. 一些生活习惯、外出旅行的情况、工作状况等也应加以记录。

孕早期，孕妈妈可以做的运动

- **孕早期的运动特点要慢**

    孕早期，胚胎刚刚植入到宫腔中，胎盘尚未完全形成，胎宝宝与你的连接还不稳定，容易发生流产，这时候孕妈妈应该多休息，避免剧烈运动，但并不是说一点都不能动了，适当的有氧运动还是可以在孕早期适当进行。

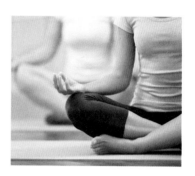

- **散步是孕早期推荐的运动**

    散步可以放松心情，而且胎宝宝可以得到适度的晃动，有利于神经发育。在环境优美、空气清新的地方散步，还可以让你呼吸好空气、收获好心情。

- **征得医生许可后可以游泳**

    游泳是有氧运动的代表，水的浮力能够减轻身体的负担，缓解或消除孕期常有的腰背酸疼症状，并促进骨盆内血液回流，消除瘀血症状，有利于减少便秘、痔疮、四肢浮肿和静脉曲张等问题的发生。但游泳的不确定性因素较多，危险性较高，建议不会游泳或孕前很少游泳的孕妈妈不要轻易尝试。

- **做孕妇操**

    做孕妇操可以增强肌肉弹性和关节的柔韧性，对自然分娩很有好处。做孕妇操的节奏一定要慢，不可做跳跃动作。

- **准备工作要做好**

    1. 穿着宽松、便于运动的衣服和舒适合脚的平底鞋。

        2. 注意保暖，尤其是在秋冬季节，戴好帽子、围巾、手套等，避免着凉。

    3. 注意随时补充水分，避免水分流失。

孕期课堂——准爸妈都要知道的孕期知识

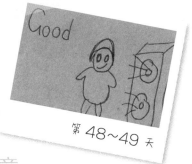

第 48~49 天

第48~49天 孕妈妈日常起居须注意

• 孕妈妈不宜过多进行日光浴

日光中的紫外线具有较高能量的电磁辐射，多晒太阳，能促使皮肤在日光紫外线的照射下制造维生素 D，进而促进钙质吸收和骨骼生长。但是，过多地进行日光浴会使孕妈妈脸上的色素斑点加深或增多，出现妊娠蝴蝶斑或使之加重，而且日光中的紫外线还会对孕妈妈的皮肤造成损害，可能发生日光性皮炎（又称日晒伤或晒斑）。孕妈妈晒太阳必须适当，不要过多进行日光浴。

• 孕妈妈不宜长时间使用电扇和空调

由于孕妈妈的新陈代谢十分旺盛，皮肤散发的热量也较多，基础体温比一般人高 0.3 ~ 0.5℃，所以比一般人耐热能力差。在炎热的夏季，如果孕妈妈用电风扇久吹不停或长久使用空调，就会有头晕头痛、疲乏无力、饮食下降等不良反应出现。

• 孕妈妈不宜去人多的地方

怀孕后，孕妈妈应尽量避免去商场、农贸市场等公共场所。因为这些场所人多拥挤，稍不留神，孕妈妈的腹部就会受到挤压和碰撞，很容易诱发流产、早产或胎盘早剥，并且公共场所人群流量大，空气混浊，二氧化碳多而氧气少，若长时间处在这种环境中，孕妈妈会感到胸闷、气短，也会影响到胎儿的氧气供应。另外，人多拥挤的场合必然人声嘈杂，形成噪声，这种噪声对胎儿发育十分不利。因此，孕妈妈应尽可能地避免进入这类场所。

- **什么是葡萄胎**

葡萄胎是指怀孕后，子宫内没有胎儿生长，只在胎盘内长出一粒粒类似葡萄的水泡，又称为水泡状胎。

- **葡萄胎的症状**

强烈的孕吐状态。比正常妊娠的孕妈妈孕吐状态要强烈很多，而且腿肚臃肿，很早就显现出尿蛋白妊娠中毒症的症状。

子宫变大。子宫大于相应月份的正常妊娠子宫，有些怀孕仅2～3个月，子宫底高度已达脐水平，相当于怀孕5个月大小，而且子宫呈球状。

发生不规则的阴道出血。停经以后阴道流血，多在停经8～12周时出血，量多少不定，有时可排出葡萄样物。妊娠3～4个月的时候会流产。

没有胎儿。葡萄胎经尿液检查就可以很清楚准确地诊断出来。这是因为葡萄胎比正常妊娠在胎盘中分泌出更多的激素，而这些激素都排泄在尿中。

- **良性葡萄胎的处理方法**

葡萄胎多数为良性疾病，在确诊后不必过分紧张。良性葡萄胎处理应采取以下措施：

1. 清除子宫内容物。葡萄胎确诊后应及时清除子宫内容物。葡萄胎子宫大而软，易发生子宫穿孔，一般采用吸刮术，手术较安全。子宫大于妊娠12周者，一般吸刮两次，每次间隔一周，每次刮出物均应送病理检查。术前应做好输血准备，手术前后使用抗生素预防感染。

2. 卵巢黄素囊肿的处理。卵巢黄素囊肿可自然消失，一般无需处理，如发生蒂扭转，一般在超声或腹腔镜下穿刺吸液后多可自然复位。如扭转时间长，血运恢复不良，则需及早剖宫检查。

第52天 什么是绒毛细胞检查

绒毛细胞检查是利用内径约为 1.5 毫米、长约 30 厘米的金属管，在超声波的引导下，通过孕妈妈的子宫口，沿子宫壁插入，吸取 40 毫克左右的绒毛，然后放在培养液中进行观察。也可以通过腹部穿刺，穿过子宫肌肉到达胎盘，再抽取组织后进行培养观察。

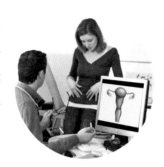

• 绒毛细胞检查的优点

绒毛细胞检查最大的优点就是孕妈妈能比较早地知道诊断结果，这项检查在 2 周以内就能知道结果，即孕妈妈在 8 ~ 10 周就能了解胎宝宝的情况，如果发现胎宝宝患有重大的遗传性疾病，此时孕妈妈做流产的危险性可以减小到最低，因为在 14 周以内做流产手术是最好的。

• 绒毛细胞检查的最佳时间

怀孕 6 ~ 8 周是孕妈妈进行绒毛细胞检查的最佳时间，它比羊膜腔穿刺检查的时间要早，因为这段时间胚泡周围布满了绒毛，抽取绒毛时容易一些。

• 绒毛细胞检查的缺点

绒毛细胞检查存在一定的危险性，它可能导致孕妈妈流产，其发生率为 4% 左右，比一般同周数胎儿的自然流产率要高 3.5%，也可能造成胎儿肢体残疾。

• 需做绒毛细胞检查的人群

1. 以前生过一个染色体异常儿的孕妈妈。

2. 有某些遗传病家族史的孕妈妈。

3. 夫妇一方有染色体平衡易位者。

4. 有多次流产、死胎史的孕妈妈。

第53~54天 孕早期感冒的防治

• 感冒的症状及危害

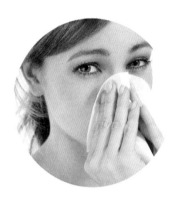

普通感冒和流行性感冒都是由病毒引起的呼吸道传染病。普通感冒的主要病原是鼻病毒，一年四季几乎人人都可罹患，鼻塞、流涕、咽痛、咳嗽、全身酸痛是常见症状，有时只发低热。孕期患普通感冒的人很多，对胎儿影响不大，但如果较长时间体温持续在39℃左右，就有出现畸胎的可能。流感病毒不仅能使胎儿发生畸形，高热和病毒的毒性作用也能刺激子宫收缩，引起流产、早产。

• 孕妈妈感冒应对法

如果孕妈妈感冒了，应尽快地控制感染，排除病毒，同时应采取措施让体温下降。若高烧到39℃以上，且持续3天以上，可分以下三种情况来处理：

1. 如果孕妈妈感冒的时间是处于排卵以后2周内，用药就可能对胎儿没有影响。

2. 如果感冒的孕妈妈处于排卵以后2周以上，这一时期，胎儿的中枢神经已开始发育，就可能会对胎儿造成影响。如果出现以上情况，就需要与医生、家人共同商讨是否继续本次妊娠。

3. 若孕妈妈在怀孕3~8周之后患上感冒，并伴有高热，就对胎儿的影响较大。病毒可透过胎盘进入胎儿体内，有可能造成胎儿先天性心脏病、兔唇、脑积水、无脑和小头畸形等。

因此，孕妈妈感冒时，一定要去专科医院诊治，千万不能随意自行用药，尤其是阿司匹林类的药物，以免对母体和胎儿造成不良影响。

胎宝宝是准爸爸与孕妈妈爱情的结晶，在妊娠反应剧烈的这个时期，准爸爸需要和孕妈妈一起守护你们的胎宝宝。

• 理解妻子的心情

女子在怀孕以后，由于早孕反应的出现以及身体的变化，心情一般会变化比较大，性情变得易怒、激动、烦躁，因此丈夫在此时的作用就变得很重要了。此时做丈夫的要理解妻子心理上的这种变化，要尽量迁就妻子，多体贴妻子，在她身体不适时要多加照顾。注意劝慰妻子切不可因妊娠反应、体形改变、面部出现色素沉着等而产生不良情绪，努力创造和睦、温馨的生活环境。

• 帮忙做家务劳动

在此期间，准爸爸可以下厨做饭。有些孕妈妈会因孕吐而吃不下东西，丈夫要注意选择做一些妻子喜欢的能吃下的饭菜，以保证营养的供给，要尽量多准备几种小菜，供妻子任意选择。此外，丈夫还要注意不要让妻子干体力活，要帮助妻子提重的物品，帮助妻子从高的地方拿东西或者放置东西，打扫浴室等，要让妻子尽可能得到充分的休息。

• 创造良好的胎教环境

丈夫要帮助妻子创造良好的胎教环境。应经常陪同妻子到空气清新的大自然中去散步，多让妻子看一些激发母子感情的书刊或电影电视，引导妻子爱护胎儿；要同妻子一起想象胎儿的情况，描绘胎儿的活泼、健康、漂亮的样子。这些对增进母子感情是非常重要的。

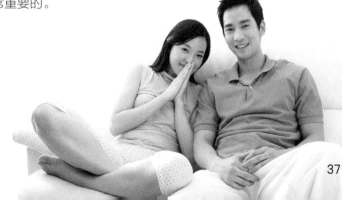

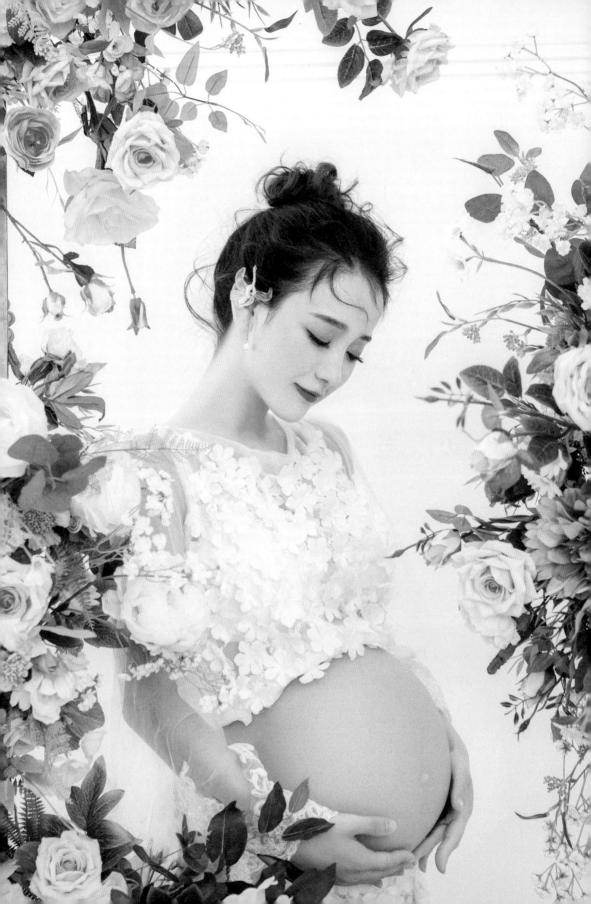

Part 03

孕 3 月——
激动，第一次听到宝宝的心跳

今天，宝宝在妈妈的子宫里住得好吗？

妈妈今天第一次听到了宝宝的心跳声。

宝贝，是你在跟妈妈轻声打招呼吗？

别着急，先在妈妈肚子里"多住一阵"，

等到夏天暖和的时候，再出来跟妈妈见面吧！

胎宝宝和准妈妈快乐"成长"

第57~58天 从小胚胎升级为"胎宝宝"了

时间	胎宝宝在子宫内的变化
孕 9 周	胎宝宝的五官逐渐形成,头部占身体的 1/4。同时,上肢和下肢的末端出现了手和脚,手指和脚趾是连在一起的,好像鸭掌。他不断动来动去,不停地变换姿势,胳膊已经长出,在腕部两手呈弯曲状,并在胸前相交。腿在变长,而且脚已经长到能在身体前部交叉的程度了。
孕 10 周	此时的胎宝宝已经很像个小人儿了,身长大约有 4 厘米,体重达到 5 克左右。胎宝宝此时正在悄悄长大,现在基本的细胞结构已经形成,身体所有的部分都已经初具规模,包括胳膊、腿、眼睛、生殖器以及其他器官,但是这些器官还处于发育阶段。
孕 11 周	身长达到 4.5 ~ 6.3 厘米,体重达到 10 克。生长速度加快了,已经在子宫内开始做吮吸、吞咽和踢腿的动作,维持生命的器官也已经发育成熟。
孕 12 周	到这个月末,胎宝宝身长大约有 9 厘米,仍不如你的手掌大,但是从牙胚到指甲,身体的雏形已经发育完成,手指和脚趾已经完全分离,一部分骨骼开始变得坚硬,并出现关节雏形。胎宝宝越来越淘气,时而踢踢腿,时而舒展一下小身体。大脑体积越来越大,占了整个身体的一半。内脏更加发达,小小的心脏已经长成,并开始制造尿道准备进行排泄。

孕妈妈生理变化一览表

第9周	早孕反应仍在持续，此时孕吐严重，除恶心外，胃部情况也不佳。
第10周	子宫逐渐增大如拳头般大小，直接压迫膀胱，会造成尿频。
第11周	妊娠反应逐渐减轻，不久则会消失。由于胎儿在不断成长，腰部也会感到酸痛，腿部水肿，有时还会出现脚后跟抽筋。
都12周	激素分泌改变，体内合成代谢增强，分泌物也会增加，容易有便秘或腹泻，乳房继续增大，乳晕与乳头颜色更暗。

爱心提示

如果怀孕时年龄超过35岁或者有家族基因缺陷史的，通常在怀孕10～12周时要到医院进行一次羊膜刺穿检查，以避免畸形儿的产生，同时可对胎儿先天性和遗传性疾病做出判断。

孕妈妈营养不良会使胎儿发育迟缓，甚至畸形，因此，孕3月的孕妈妈要开始增加蛋白质的摄入量，可以促进胎儿的智力发育。

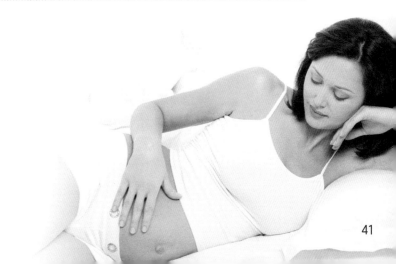

孕期营养——
孕妈妈吃好还要吃对

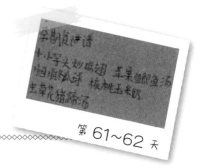

第61~62天 孕 3 月孕妈妈的饮食原则

怀孕第 3 个月，根据胎儿的发育状况，孕妈妈的饮食安排应以品种丰富的食物为主。食物要富含铁、磷、钙、维生素 C、蛋白质、糖分、植物脂肪等，这样才可满足胎儿生长发育的营养需求，同时也补充了孕妈妈体内的能量。

一天的饮食安排

	早 餐	午 餐	晚 餐
主食	牛奶 250 毫升，果酱 70 克，面包约 100 克。	米饭 2 小碗，或小花卷 2 个（均在 150 克左右）。	荷包蛋挂面 2 小碗，或包子 2～3 个（面粉量均在 100 克以内）。
副食	虾仁清炒鸡蛋（鲜虾仁 100 克、鸡蛋 2 个），其他清淡烩菜 1 小碟。餐后可加苹果 1 个（约 150 克），或香蕉 2 个（150～200 克）。	糖醋排骨（猪排骨 250 克、番茄酱少许、白糖 2 克、醋适量），芹菜拌牛肉（熟牛肉 150 克、焯芹菜 100 克），清炖香菇鸡翅（鸡翅 200 克、鲜香菇 100 克）。餐后可吃橘子约 150 克。	鲜蘑菜心（鲜口蘑 100 克、菜心 250 克），豌豆瘦肉丁（鲜豌豆 150 克、猪瘦肉 200 克），鲫鱼清炖豆腐汤 2 小碗。餐后水果（约 100 克）。

维生素 A 分为两种：一种是维生素 A 醇，是最初的维生素 A 形态，只存于动物性食物中；另一种是胡萝卜素，是在体内转变为维生素 A 的预成物质，可从植物性及动物性食物中摄取。维生素 A 的消化与吸收都需要矿物质和脂肪的参与，它可以储存于体内，不需要每天都补充。

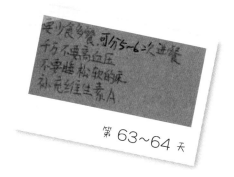

第 63~64 天

维生素 A 能促进机体生长及骨骼发育，保护胎儿的皮肤、黏膜、毛发等，能增强母体抵抗感染的能力，有助于免疫系统功能正常运行。妊娠期母体内物质的储存和胎儿机体生长发育都需要维生素 A。维生素 A 也是胎儿视觉形成的必需营养物质，同时对胎儿上皮细胞的正常形成及发育非常重要。

妊娠期若孕妇体内的维生素 A 供应不足，就会使孕妇的身体抵抗力下降，容易发生产后感染；可导致胎儿上呼吸道上皮细胞形成不良，胎儿出生后易患上呼吸道感染，还会引起胚胎发育不良；严重不足时，可导致婴儿骨骼和其他器官畸形，甚至流产。

富含维生素 A 的食物有以下两种：一种是维生素 A 原，即各种胡萝卜素，存在于植物性食物中，如绿叶菜类、黄色菜类以及水果类，含量较丰富的有菠菜、苜蓿、豌豆苗、红心甘薯、胡萝卜、青椒、南瓜等；另一种是来自于动物性食物的维生素 A，这一类是能够直接被人体利用的，主要存在于动物肝脏、奶及奶制品（未脱脂奶）以及禽蛋中。

动物性来源的维生素 A 比植物性来源的吸收率和利用率要高，所以孕妇至少需要摄取一半以上的动物性维生素 A。植物性维生素 A 只有加热才能转化成维生素 A，进食富含维生素 A 的食物时，应与含油脂食物同时进食，因为维生素 A 的吸收需要脂肪的帮助。

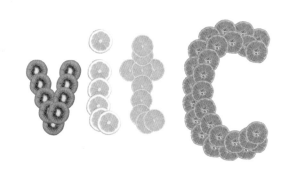

维生素 C 又名抗坏血酸，是一种水溶性维生素，在所有维生素中，维生素 C 是最不稳定的。维生素 C 是一种抗氧化、保护细胞、抗癌的维生素，是连接骨骼、结缔组织所必需的一种营养素。

维生素 C 能预防一些病毒和细菌的感染，可以协助改善肝功能和人体的新陈代谢，起到解毒和利尿的作用，还能提高白细胞的吞噬能力，增强人体对疾病的抵抗力。维生素 C 具有抗氧化作用，可以抑制代谢废物转化成有色物质，从而减少黑色素的形成，清洁脸部肌肤，所以它也是一种很好的美容剂。人体如果缺乏维生素 C，可引起坏血病，并有毛细血管脆弱、皮下出血、牙龈肿胀流血或溃烂等症状。

怀孕期间，胎儿必须从母体中获取大量维生素 C 来维持骨骼与牙齿的正常生长、发育，造血系统的健全和机体抵抗力等，以致母体血浆中维生素 C 含量逐渐降低，至分娩时仅为孕早期的一半，故孕期要适量摄入维生素 C。缺乏维生素 C 的孕妇，其胎儿先天畸形儿发生率虽然未升高，但早产率却会增加。

专家指出，孕妇每日需要补充 100 毫克维生素 C。维生素 C 的主要来源是水果（尤其是柑橘类）和蔬菜。水果中以酸枣、橙子、山楂、柑橘、柠檬、柚子、草莓、猕猴桃等含量较高；蔬菜中以西红柿、辣椒、豆芽含量较多，其他蔬菜也含有较多的维生素 C，叶部比茎部含量高，新叶比老叶含量高，有光合作用的叶部含量最高。

• 需要喝孕妇奶粉的情况

正常情况下，只要膳食平衡、营养全面，日常饮食就能满足孕妈妈和宝宝对各类营养素的需求。但现实生活中，由于各种客观条件的限制，如肠胃消化吸收不好、有妊娠并发症或饮食不规律、长期在外就餐，难以保证营养均衡，这时喝一些添加了 DHA、维生素和矿物质的孕妇奶粉还是很有必要的。

• 什么时候需要喝

孕前：孕妈妈可以从备孕前 3 个月开始每天喝 1 杯（约 250 毫升）孕妇奶粉，以使各类营养素储备在孕早期就能达到理想水平。这对需要长期在外就餐、通过常规饮食很难做到孕前营养准备的职场孕妈妈非常合适。

孕早期：此时的胚胎较小，生长缓慢，你所需的营养基本与孕前相同，加上恶心、呕吐等早孕反应的来袭，孕妈妈可能也喝不下孕妇奶粉，这时可以选择不喝。

孕中期和孕晚期：早孕反应带来的不适已慢慢减退、消失，孕妈妈的胃口也越来越好，胎宝宝所需的营养也越来越多，可以在日常饮食基础上，将牛奶换成孕妇奶粉，弥补营养不足。

• 如何挑选孕妇奶粉

一般情况下，选择营养成分比较全面均衡的即可；如果孕妈妈缺乏铁、钙等营养元素，可以选相应营养素含量比较多的奶粉；如果血脂偏高，则要选择低脂奶粉。

• 喝孕妇奶粉的同时，还需额外补充叶酸吗

孕妇奶粉基本都含有叶酸，只是多少不一样，有的能达到 400 微克，有的还不够。孕妈妈可以自己计算一下，如果够，就无需额外补充；如果不够，把缺少的补上就行。

孕期生活——
日常安胎保健知多少

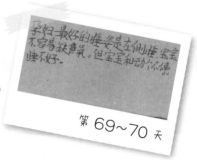

孕妇最好的睡姿是左侧睡，宝宝不容易缺氧，但宝宝和动作不得睡不好。

第 69~70 天

第69~70天 孕妈妈生活里的正确姿势

对孕妈妈而言，姿势不正确易引起整个身体的疲劳与不适，因此，孕妈妈必须保持正确的姿势，充分注意日常的动作。

洗衣服	洗衣时不要用搓衣板顶着腹部，以免胎宝宝受压；不宜使用洗衣粉，最好使用性质温和的洗衣液，使用温水；晾晒衣服不要向上用力伸腰，晾衣绳尽量低一些。
购物	购物会使你的心情舒畅，感到放松，也是一种很好的锻炼，但应注意不要行走过多，行走速度不宜过快，更不要穿高跟鞋。一次购物不宜过多，需要有家人帮忙提重物。不要在人流高峰时间出去搭乘公交车，不宜到人群拥挤的市场去。
拿东西	将放在地上的东西拿起或放下时，注意不要压迫腹部，要屈膝落腰、完全下蹲、单腿跪地，拿住东西，伸直双膝站起。
做饭	尽量不要把手直接浸入冷水中，尤其是在冬、春季节更应注意，孕妈妈着凉、受寒都对胎宝宝不好。炒菜时，油温不要过高。早孕反应严重时不要到厨房去，以免加重恶心、呕吐症状。
打扫	可以从事一般的擦抹家具和扫地、拖地等家务，但不可登高，不可上窗台擦玻璃，更不要搬抬笨重家具。擦抹家具时，尽量不要弯腰，妊娠晚期更不可弯腰干活。拖地板不可用力过猛，打扫卫生避免使用冷水。

第71天 孕妈妈洗澡的安全指南

洗澡可以消除疲劳，令身体得到放松，心情舒畅。孕妈妈要每天坚持洗澡，及时更换衣物，保持身体干净，心情也会变得轻松。那么孕期洗澡，孕妈妈要注意哪些安全事项呢？

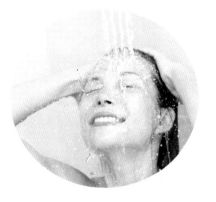

淋浴为佳

洗澡时建议采取淋浴，不要因为贪图舒适把自己整个泡在浴缸里。怀孕后，阴道内乳酸杆菌含量降低，对外来病菌的杀伤力大大降低，泡在水里有可能引起病菌感染，甚至造成早产。孕早期感染疾病的危险性较高，应尽量避免到公共浴池洗澡，如果实非得已，尽量选择在人少的早晨去，此时水质干净，浴池内空气较好。孕晚期就一定不要去了。

时间要短

每次洗澡时间不要太长，15分钟左右为宜。时间过长不仅容易引起自身脑缺血，发生昏厥，还易造成胎宝宝缺氧，影响胎宝宝神经系统的发育。

水温适宜

水温应控制在40℃左右，不要用过热的水洗澡，更不能蒸桑拿。水温过热会使母体体温暂时升高，破坏羊水的恒温，对胎宝宝的脑细胞造成危害；水温过凉会刺激宫缩，也有导致流产的危险。

慎用香薰

有些孕妈妈会在孕前喜欢用些香薰来给浴室增加气氛，但现在这些气味会加重你的妊娠反应，孕妈妈此时需要纯净自然的空气，保持浴室的通风，使用安全淡雅的洗护用品一样会给你好心情。

第72~73天 孕期运动，做运动美孕妈

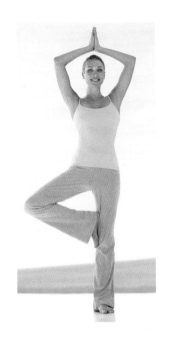

- 运动的好处

　　运动对于增强孕妈妈的体质非常重要，有利于胎儿健康发育。孕早期可选择散步，可促进血液循环，增加呼吸量，提高神经系统和心肺功能，增加新陈代谢，加强肌肉活动。孕妈妈可以每天走半小时，如果上下班路程不远，可以不乘公共汽车，而改步行。

- 运动应注意的事项

　　孕妈妈在怀孕初期可选择一些简单易行的运动方法，如散步、打太极拳、做孕妈妈操等。每一次运动的时间不宜超过 15 分钟，运动时要尽量补充水分，以免体温过高，也不宜在炎热或闷热的天气状况下运动。孕妈妈不适合进行剧烈运动，像跳绳、打网球、打羽毛球、快跑、远游等，因为过度运动可导致一部分人阴道流血，甚至流产。

- 可以做孕妇瑜伽

　　孕妈妈练习瑜伽可以增强体力和肌肉的张力，增强身体的平衡感，使身体的肌肉组织变得更柔韧、灵活，同时还可以改善睡眠，消除失眠。孕妈妈瑜伽和普通的瑜伽是不同的。孕妈妈练瑜伽时先暗示自己全身放松，然后柔和地开始深呼吸，再慢慢地、细细地、自然地呼气，呼吸时尽可能让内心处于愉悦状态。

- 孕妈妈适合跳舞

　　专家认为慢步交谊舞是孕妈妈的一项很好的活动，孕妈妈在整个孕期都可以跳，有利于身心的调节和健康。但是，应注意不要过于劳累，跳舞场所的空气清新，空气不流通或污染严重的地方孕妈妈最好不要去。

第74天　职场孕妈谨避上班路上的雷区

在怀孕期间，不少孕妈妈还要继续上班，为了胎宝宝的安全，在上班路上就要特别注意安全了，要合理选择外出上班的时间和乘坐的交通工具。

• 步行上班的孕妈妈要注意

步行上班其实对孕妈妈和胎宝宝的身体都有好处，不仅可以锻炼身体、调节情绪、消除烦躁及不安，还可以呼吸新鲜空气，有利于胎宝宝的成长和顺利分娩。如果家离上班的地方很近，就尽量步行上班，但上班途中要多加留意，一般每次步行不要超过 30 分钟，也不要急行，应眼观四方，对面有行色匆匆的行人走过来应避让，以免对方撞过来而躲之不及。在打滑的地面上行走时，身体要稍向后倾，因为腹部的增大使得孕妈妈的重心发生了变化，胎儿的重量使孕妈妈重心向前，孕妈妈稍向后倾能抵消向前的重力，以免摔倒。

• 骑自行车上班的孕妈妈要注意

骑自行车上班的孕妈妈要注意骑行时间不要太长，骑车时后座和前筐不要携带太沉的物品，不要走颠簸不平的道路，以免使孕妈妈的阴部受到损伤。车座要厚实柔软，车速不宜太快，骑车动作也不要过于剧烈，因为这样很容易形成下腹腔充血而导致流产或早产。

• 乘车上班的孕妈妈要注意

乘车上下班的孕妈妈应避开交通高峰期，因为交通高峰时间人多拥挤，很容易给孕妈妈带来意外的伤害，而且车上的空气质量也很差，会加重恶心的感觉。孕妈妈上班时可以早一点出门，避免匆忙赶地铁或公交车，下班时可以在办公室逗留一会儿，待人群稀少一点再回家。

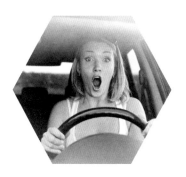

第75天 孕妈妈应注射哪些疫苗

预防接种是预防疾病的有效手段，恰当地进行预防接种对孕妈妈和胎宝宝都是非常必要的。

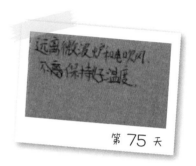

第 75 天

• 孕妈妈应注射哪些疫苗

如果孕妈妈受过外伤，分娩对于母亲和新生儿都有危险，一旦受到破伤风杆菌感染，就可能发病。为防止新生儿破伤风，应给孕妈妈注射破伤风疫苗，接种方案也是在妊娠期分3次进行，时间可分别是孕二、三、九月。

孕妈妈如果被疯狗咬伤，必须立即注射狂犬病疫苗，否则感染上病毒，死亡率极高。应该在被咬伤的当天和第3天、第7天、第14天、第30天分别注射一针狂犬疫苗。如多处咬伤，应注射狂犬免疫球蛋白或狂犬病血清，然后按以上时间注射狂犬疫苗。

如果孕妈妈及家庭成员中有乙肝患者，应在分娩后给孩子注射乙肝疫苗，然后隔1个月、6个月后再分别注射一次。据研究表明，在完成免疫接种后，对孕妈妈的保护率在95%以上，母婴隔断率在85%以上。

已经受到或可能受到甲型肝炎感染的孕妈妈可注射胎盘丙种球蛋白。

• 孕妈妈不宜接种的疫苗

为了保证孕妈妈的健康，孕期有些疫苗是孕妈妈禁止注射的。

孕妈妈在妊娠期禁止接种风疹疫苗，因为风疹疫苗也是减毒活疫苗，只能在育龄期提早注射。如果孕妈妈从未患过风疹，在孕期却接触了风疹病人，则最好终止妊娠。因为免疫球蛋白的预防效果不是很理想，而且风疹很容易引起胎宝宝畸形。

此外，水痘、卡介苗、乙脑、腮腺炎、口服脊髓灰质炎疫苗、流脑病毒性活疫苗、百日咳疫苗，孕妈妈都应禁用。

孕期课堂——
准爸妈都要知道的孕期知识

第76天 做第一次 B 超检查

本周，孕妈妈将迎来第一次产前检查，一般医生会给胎宝宝做一个 B 超。

B 超在产前检查的作用：1. 监测胎儿宫内生长发育情况，诊断胎儿宫内生长发育是否受限。2. 检测胎儿器官的发育是否存在畸形。3. 确定胎位、胎盘、羊水、多胎状况。4. 检测过期妊娠。5. 辅助羊水穿刺检查。

产检时间一览表

次数	时间	注意事项	重要检查项目
第1次	孕12周	空腹	1. 建立妊娠期保健手册；2. 空腹血糖；3. 肝功能和肾功能；4. 乙型肝炎病毒表面抗体；5. 梅毒螺旋体；6.HIV 筛查；7. 心电图
第2次	孕13~16周	检查前一晚12点以后禁食禁水，空腹	唐氏筛查（注意：若唐筛结果显示高危，可进一步做羊水穿刺或无创 DNA 检测进行筛查）
第3次	孕17~20周	–	B 超畸形检查，此时可以查出宝宝是否有神经管、四肢等畸形
第4次	孕21~24周	检查前3天，不控制饮食；前一晚8点之后禁食，少喝水，第二天空腹	妊娠糖尿病筛查
第5次	孕25~28周	空腹	乙型肝炎抗原、梅毒血清试验
第6~9次	每两周一次	–	B 超检查（评估胎儿发育状况、预估重量）、胎心监护（做之前多运动，吃饱饭）
第10次	每周一次	–	胎心监护、测量骨盆

孕妈妈去医院建档要趁早

目前，大多数医院都要求孕妈妈提前确定在哪里分娩，方便在医院建档，各家医院都有一个最后期限，比如 28 周之前必须确定。

· 建档条件

正常情况下，只要第一次检查的结果符合要求，医院就会允许建病历。

如果是从其他医院转过来，可以带着其他医院的检查单，但不全的项目必须要在新医院重新补做，合格后才可以建病历（此病历不同于门诊的病历）。

· 建档目的

孕妇建立个人病历，主要是为了更全面地了解孕妇的身体状况以及胎宝宝的发育情况，以便更好地应对孕期发生的状况，并且为以后的分娩做好准备。

· 建档好处

每次去医院不用带着一大沓产检结果跑来跑去，只要带着自己的病历卡，挂号后护士会把你的病历直接送到大夫手中。

· 固定看一位医生

特别建议孕妈妈在孕期检查中，固定看一位产检医生，这样医生会了解你整个孕期情况，对于分娩会给出客观的建议，在出现突发状况时也能积极应对。

· 怎样选择建档医院

离家近点。分娩时，可以选择离家较近的路线，尽快到达医院迎接生产。

就医环境。专科医院比综合医院就医人员相对单纯，交叉感染的概率要更小，环境也更舒适。

产后病房条件。是否能有家属陪护，申请单间产房是否更容易。

医生的整体素质。专业的医生技术过关，检查时会舒服一点儿。医生水平高，也能更好地保证母婴安全。

第78~79天 准爸爸必修课

• 注意孕妈妈的饮食营养

这个时期，孕妈妈的妊娠反应消失，食欲旺盛，所以准爸爸就需要在孕妈妈的饮食上下功夫。可亲自选购、烹饪可口的食物，还可以不时带妻子到餐厅享受一些丰富可口的美味菜肴。此外，还要注意核算每日妻子饮食的营养量，保证营养平衡，并根据孕妈妈的健康状况适当调整饮食结构。

• 积极参与胎教

这个时期也是胎教的大好时机，准爸爸应利用此大好时机积极配合和鼓励妻子，一起参与胎教过程，为自己的小宝宝健康成长做出努力。胎教时间可以在孕妈妈早上起床后、午睡或下班后、晚上临睡前进行，此时也是胎儿发育的重要时期。丈夫应该帮助妻子做好孕期保健和自我监护，定期到医院检查，向医生咨询孕期应注意的一些保健知识，以保证胎儿健康成长。

• 关心爱护妻子

这段时间，丈夫要一如既往地关心爱护妻子，这样既能增进夫妻之间的感情，又等于间接帮助胎儿成长。每位丈夫对妻子的体贴方式各不相同，有人代替整理、打扫居室，也有人在每个周末夜晚带妻子到外面享受烛光晚餐。选择适合自己的方式，使妻子保持愉悦心情，这对母子来说都是很有好处的。

• 学会听胎心

胎心能够直接反映小宝宝在子宫内的安危。到了孕中期，准爸爸应该学会听胎心。听胎心可以使用胎心仪，听时要学会分辨母体主动脉音和母体心音、胎心音与肠鸣音，具体区别是母体的心率较胎心跳动慢，胎心音是规律的，而肠鸣音是不规律的。正常胎心率一般每分钟 120 ~ 160 次，每天听 1 ~ 3 次。

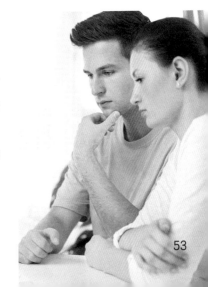

胎教时光，给宝宝唱首歌

直到本月末，胎宝宝开始发育听力，孕妈妈和准爸爸聊天时别忘了他，选择优美的音乐给他听，讲故事时也要绘声绘色了。

胎教音乐每天听 3 ~ 5 次，以每次 10 分钟左右为宜。胎教音乐不仅可以令孕妈妈情绪愉快，还可以对胎宝宝的听觉给予适当的刺激。胎教音乐可以是国外名曲、中国名歌，哪怕是听不清歌词的流行曲，只要你喜欢就好。

今天，孕妈妈就给宝宝唱一首好听的儿歌《洋娃娃和小熊跳舞》。

洋娃娃和小熊跳舞

跳呀跳呀一二一

它们在跳圆圈舞呀

跳呀跳呀一二一

小熊小熊点点头呀

点点头呀一二一

小洋娃娃笑起来啦

笑呀笑呀哈哈哈

洋娃娃和小熊跳舞

跳呀跳呀一二一

它们跳得多么好呀

多么好呀一二一

我们也来跳个舞

跳呀跳呀一二一

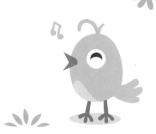

特殊妈妈的特殊护理

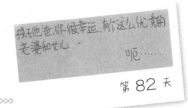

换了他爸们,很幸运,有个这么优秀的
老婆和女儿

呃……

第 82 天

有过流产经历的孕妈妈要注意

有过流产经历的孕妈妈,下次怀孕时再发生流产的概率仅比没有流产过的情况略微高一点。特别是之前因为染色体异常而流产,又或是在流产前曾生过健康的宝宝,那么再次发生流产的概率不会高出正常人太多。同样,就算流产了两次,下一次怀孕时再发生流产的概率,也不会明显高过没有流产的情况。但是,很不幸,如果已经有过 3 次流产经历的孕妈妈,下一次再怀孕时,保住胎儿的概率将下降至 50%。所以,每一次流产时,孕妈妈应该明智地做各项相关检查,找出流产原因,并加以治疗。如果没有发现任何原因,就不必担心再次怀孕会出现流产的危险。

流产后吃一些中药对手术造成的伤口和子宫的复原有好处。要抚慰备受伤痛的肉体和心灵,是要先散开子宫瘀血,恢复一个健康的子宫。中药可以在流产或者生产 3 天以后开始服用,并在一个月内服用,不能太晚。如果超过 4 周才开始服用的话,瘀血已经变硬,就比较难治疗,可能会产生一些后遗症。

流产后不要过于劳累,也不要让身体受凉,这两点非常重要。流产一周后日常生活可以恢复原样,但是一定不要过于勉强。不要提太重的东西,也不要做激烈的运动,不然盆骨关节会变大。要恢复身体的健康是需要一定时间的,所以流产后一般至少要休息 2 ~ 3 周。

流产是每个孕妇都有可能发生的事情,既不幸又危险。这并不是谁做错了事,这种事情发生时,我们应该把受伤最深的人放在第一位。许多有过流产经历的女性表示,流产的阴影就如梦魇般久久挥之不去,直到最后终于生下健康的宝宝,那种恐惧的心理才会逐渐消散。千万不要因为有过不愉快的流产经历,而影响到孕妈妈继续怀孕的信心与勇气。

第83天 高危孕妈妈的养胎指南

在妊娠期有某种病理因素或致病因素，可能会危害孕妈妈和胎宝宝而导致难产，称为高危妊娠。高危妊娠会增加围产期母婴的发病率和死亡率，所以应引起孕妈妈的重视。

- 有以下任何一项情况孕妈妈要注意

孕妈妈年龄小于 16 岁或大于 35 岁。

有异常妊娠病史，如自然流产、宫外孕、早产、死胎、难产（包括剖宫产）、新生儿死亡、新生儿溶血性黄疸、新生儿畸形或有先天性及遗传性疾病等。

各种妊娠并发症，如前置胎盘、胎盘早期剥离、羊水过多或过少、胎宝宝宫内生长迟缓、过期妊娠及母儿血型不合。

各种妊娠并发症，如心脏病、糖尿病、高血压、肾脏病、肝炎、甲状腺功能亢进、血液病（包括贫血）及病毒感染（如风疹、水痘）等。

可能发生分娩异常者，如胎位异常、巨大胎宝宝、多胎妊娠、骨盆异常及产道异常等。

妊娠期接触过放射线、化学性毒物或服用过对胎宝宝有影响的药物。

- 出现高危怎么办

选择条件较好的医院和医疗机构进行产前检查，并积极配合医生治疗。

学会自我监测技能，如数胎动、识别胎动异常、掌握产检时间。

听从医生的建议适度锻炼也是必要的，可以预防妊娠期的各种并发症。

- 保持轻松愉悦的心态

在怀孕期间按时做好产前检查，密切配合医生的治疗，孕妈妈就能安全度过孕期，平安分娩出宝宝，良好的心理保健才有利于母婴的身心健康。

双胞胎孕妈妈身体处于超负荷状态，在日常生活中需要比单胎妊娠的孕妈妈更加注意。关于双胎妊娠，孕妈妈要知道的：

孕妈妈在怀孕后，要随时注意子宫的大小，如发现子宫较一般怀孕妇女的大，尤其是在孕20周，子宫底高度超过正常范围时，要考虑双胎妊娠的可能，应及时去医院检查确认，并采取保健措施。

· 双胎妊娠的分类

双胎妊娠分为双卵双胎和单卵双胎。双卵双胎是指同时排出的2个卵子（或2个以上）同时受精，而后在子宫内着床，其特征是有可能是一男一女，胎儿出生后容貌和性格各异，两个胎盘的发育差异不大；单卵受精是指一个受精卵形成两个胎儿，其特征是两人同为男孩或女孩，胎儿出生后容貌和性格极为相似，但往后受环境影响会逐渐产生差异，体格发育上也有所差异。

· 双胎妊娠对母体的影响

双胎妊娠时，由于孕妈妈的心脏、肾脏的负担增加，容易感到心跳加快或气喘，所以会较早出现水肿、蛋白尿等情况，有罹患妊娠中毒症的倾向，同时也容易造成贫血、静脉瘤、羊水过多症、早产等现象。此外，双胎在分娩时也很困难，容易出现宫缩乏力、产后出血、胎膜早破等。

· 双胞胎的保健

1. 由于双胎孕妈妈的血容量比单胎者明显增多，极易发生贫血。因此，孕妈妈在妊娠期应尽可能多吃些营养食品，特别是多吃含铁量高的食物，并要根据血红蛋白的情况及时补充铁剂，以预防和治疗贫血。

2. 双胎孕妈妈由于身体负荷重，易发生不适和并发症。因此，更应该定时做产前检查，而且要比一般孕妈妈适当增加检查次数。孕妈妈也要警觉，发现有任何不适应立即求助医生。

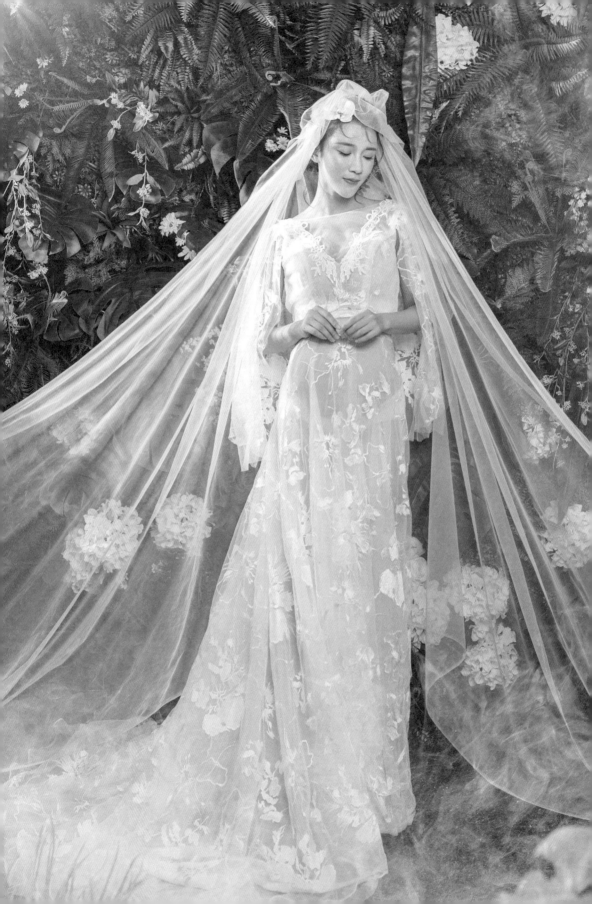

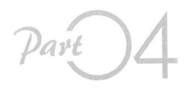

Part 04

孕4月——
轻松多了，美妙的孕中期

孕4月，终于迎来了平稳、愉快的孕中期，

早孕的最初不适，孕妈妈也都逐渐适应下来，

让人惊喜的是，胎宝宝在妈妈肚子里开始

"玩弄"起自己的小手小脚来了。

接下来，胎宝宝还有更多了不起的变化，

孕妈妈就拭目以待吧！

胎宝宝，在乖乖地"成长"

第85天　胎宝宝的变化

时间	胎宝宝在子宫内的变化
孕 13 周	胎宝宝看上去更像一个漂亮的娃娃了，眼睛开始突显，两眼之间的距离在缩小，耳朵也已就位。他的身体在迅速成熟，腹部与母体连接的脐带开始成形，可以进行营养与代谢废物的交换。
孕 14 周	本周胎宝宝已经有拳头那么大了，如果去医院做产检，你还能通过医疗仪器听到胎宝宝有力的心跳。这个时期的胎宝宝已经能在你的子宫里做很多事情了，如皱眉、做鬼脸等。
孕 15 周	胎宝宝的头顶上开始长出细细的头发，眉毛也开始长出了。薄薄的皮肤上有一层绒毛，好像是一条细绒毯盖在身上，随着孕周增长，这层绒毛逐渐减少，通常在出生时就会消失。
孕 16 周	胎宝宝现在的身长大约有 16 厘米，体重达到了 200 克，看上去如大人的拳头般大小。现在胎宝宝开始学会轻轻地打嗝了，这是呼吸的征兆，但是孕妈妈听不到打嗝声，这是因为胎宝宝的气管里充满了羊水，而不是空气。胎宝宝可以做许多动作，可以握拳头、眯起眼睛斜视、皱眉头、做鬼脸，也开始吮吸自己的拇指。

唐氏筛检，即唐氏综合征产前筛选检查的简称。唐氏综合征又称先天性痴呆或智障，是一种常见的染色体疾病。

一般唐氏筛查是抽取孕妈妈 2 毫升血液，检测血清中甲型胎蛋白（AFP）和绒毛膜促性腺激素（HCG）的浓度，结合孕妈妈预产期、年龄、体重和采血时的孕周，计算出"唐氏儿"的危险系数。

· 唐氏筛检的必要性

其实唐氏筛查只能筛检出 60% ~ 70% 的唐氏综合征患儿，只能判断胎宝宝患有唐氏综合征的概率，不能明确胎宝宝是否患上唐氏综合征。

另外，即使化验指数正常，也不能保证胎宝宝肯定不会患病。如果是高危孕妇，通过进行羊水穿刺或绒毛检查，如果结果正常，才可以百分之百地排除唐氏儿的可能。

既然唐氏筛查准确率不高，为什么不直接做羊水穿刺或绒毛检查呢？因为羊水穿刺和绒毛检查有导致流产的危险。唐氏筛查抽取的是孕妇外周血，没有危险性，所以更倾向于选择经济简便又没有风险的唐氏筛检方法。

· 看懂唐氏筛检报告

AFP	胚胎干细胞产生的一种特殊蛋白，作用是保护宝宝不受母体排斥。AFP 浓度可判断胎宝宝发育有无重大异常。
HCG	绒毛膜促性腺激素的浓度是预测唐氏综合征危险度的一个指标。
危险度	一般数值均低于 1：270，表示胎宝宝患唐氏综合征的危险度较低，概率不到 1%。
结果	"低危"——危险度较低。 "高危"——需要进行羊水细胞染色体核型分析确诊。

• B 超检查的目的

　　B 超检查是为了查看胎宝宝的生长情况，判断胎宝宝有无先天性缺陷和观察胎宝宝在子宫内的安危。怀孕早期阴道流血者，需做 B 超检查以确定胚胎是否存活、能否继续妊娠、有无异常妊娠等情况。

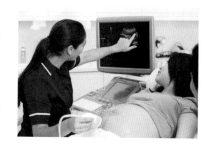

• 孕期 B 超检查的时间安排

　　一般情况下，正常的妊娠 B 超检查次数最好不要超过 3 次。第一次 B 超检查时间宜安排在妊娠 18 ~ 20 周，这个期间，胎儿的各个脏器已发育完全，B 超检查可查看到每一个重要的脏器有无异常，还可确定怀的是单胎还是多胎，对母亲身体的影响也较小；第二次 B 超检查时间宜安排在孕 28 ~ 30 周，此时做 B 超的目的是了解胎儿发育情况，是否有体表畸形，并对胎儿的位置及羊水量作进一步了解；最后一次 B 超检查时间宜安排在孕 37 ~ 40 周，此时做 B 超检查的目的是确定胎位、胎儿大小、胎盘成熟度、有无脐带绕颈等，进行临产前的最后评估。

• B 超检查是否会伤害到胎宝宝

　　B 超是产科中应用最广泛的检查手段。B 超对胎儿到底有无伤害，在医学领域中尚没有权威性定论，大多数学者认为 B 超检查对胎儿没有肯定的伤害，至今尚没有 B 超检查引起胎儿畸形的报道。但也有少数专家指出，B 超是一种高强度脉冲超声波，有很强的穿透力，对处于敏感期的胚胎和胎儿也会产生一定的不良反应。有些国外专家根据实验证明，B 超对女婴的卵巢可能有影响，有可能影响将来卵巢所承担的生育和调节月经的功能。为保险起见，孕妈妈做 B 超检查时间不宜过早。因此，建议怀孕 18 周以内的孕妈妈不要做 B 超检查，尤其在怀孕早期要尽量避免做 B 超检查。

孕妈妈，体会美妙的孕中期

孕妈妈终于感到轻松些了

孕 4 月，孕妈妈的生理变化一览表	
第 13 周	本周，难受的孕吐已经结束，这是由于胎盘替代了激素的产生，再过两周甚至更短的时间，孕妈妈就彻底不再感到恶心了，此时孕妈妈的乳房正迅速增大，腹部会出现一些妊娠纹，下腹部微微隆起，用手可摸到增大的子宫。现在孕妈妈可以考虑穿孕妇装。
第 14 周	孕早期的疲劳、恶心以及尿频都已减少，体内雌激素的增加使头发乌黑发亮，现在是一生中难得的好发质。由于胎宝宝的成长需要更多的营养成分及氧气，所以，孕妈妈的心脏负荷达到了最高值。孕妈妈现在体内雌激素水平较高，盆腔及阴道充血，阴道分泌物增多，皮肤偶尔会有瘙痒的症状出现。
第 15 周	孕妈妈的子宫增大并长出骨盆，肚脐下会有明显的凸痕，可以在肚脐下方四横指左右的位置摸到自己的子宫。虽然激素急剧上升的状态已经减缓，孕妈妈仍会感到自己比怀孕前更脆弱、敏感和易怒。
第 16 周	孕 16 周，这是一个让所有孕妈妈都非常期待的时刻，因为从现在起，你即将能感受到胎动的美妙时刻。实际上，一些孕妈妈在本周就能感觉到"第一次胎动"了，但大多数要等到第 18 周以后才会感觉到。现在，你的体重可能已经增加了 2 ~ 4.5 千克，子宫约 250 克了，羊水也继续增加，约有 250 毫升。

孕妈妈在这个阶段基础体温开始下降，一直到生产时都保持低温状态。这段时期稍能看出腹部微隆，子宫明显增大，从而使子宫长出了小骨盆，在下腹部很容易摸到，乳房也明显变大，乳头及乳晕呈深褐色，此时应该随时保持乳头的清洁。

孕期松弛法，让孕妈妈放松一下

臆想锻炼法	首先采取舒适的姿势，深吸一口气并屏住呼吸 5 秒钟，然后呼出，使所有肌肉松弛。集中呼吸并重复 2～3 次，直至完全松弛为止。同时回想一下过去愉快的事，有助于你运用想象来克服思想障碍，以便能更好地学会控制自己的情绪。
全身松弛法	仰卧，取舒适位置或用软垫垫着，闭目。注意力集中在右手，收紧一会儿后放松，手掌朝上。觉得手有沉重感和热感时，朝地板或软垫方向按压肘部，放松。此时通过你的身体右侧、前臂和上臂向肩部收紧，耸肩，然后放松。重复做，你会觉得手臂和双肩有沉重感和热感。然后双膝翻向外侧，放松臀部，向地板或软垫方向轻压背下部。放松，让气流进入腹部和胸部，使肌肉有沉重感和热感，呼吸应开始慢下来。如未能慢下来，尝试在每次呼吸之间数至"2"。此时放松颈部和颌骨，连同唇部、颌骨下垂，舌头放在口腔底部，面颊放松。
精神松弛法	通过有规律和缓慢的呼吸清除思想上的焦虑、担心和其他杂念，全神贯注地做呼吸运动，十分缓慢且均匀地默念"吸气、屏住、呼气"。使愉快意念流通至头部，免除杂念。如出现烦恼，可在呼吸运动中默念"不要有杂念"或全神贯注做深呼吸。然后紧闭双目，想象诸如清澈的蓝天或平静的蓝色大海等和平、安静的景象。全神贯注于呼吸活动，倾听着你的呼吸，要感觉它是如何缓慢和自然地运行，每次呼气、吸气都要集中精力。记住要保持脸部、眼睛和前额肌肉松弛。

孕期营养——
孕妈妈要抓紧补钙

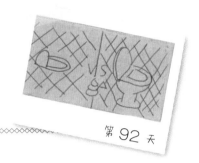

第 92 天

第92天 孕4月的饮食原则

　　怀孕第 4 个月的饮食要求是，除食物保持丰富的营养外，孕妈妈还应有良好的食欲，不偏食。此时，胎儿发育所需要的营养是多方面的，如果孕妈妈偏食、嗜食或乱用药物的话，就有可能造成胎儿发育所需的营养缺乏，从而导致神经系统发育不良、兔唇、先天性心脏病等，特别是对血液系统有较大的影响，因为此时胎儿开始生成成人血红蛋白。

一天的饮食安排

	早 餐	午 餐	晚 餐
主食	莲子糯米粥 2 碗，小馒头 2 个（量约 100 克）。	白米饭 2 小碗，或白面豆沙卷 2~3 个（量在 100 克内）。	米饭 2 小碗，或鸡蛋挂面 1 碗（约干面条 150 克）。
菜肴	炝菜 1 盘，五香蛋 1 个，酱瘦肉 50 克。	青菜、鱼、肉等各一种，鱼汤或各种高汤为主的汤羹类 2 小碗。	清炖牛腩西红柿，炒西芹或炒菜花，蒸鸡蛋羹或其他汤类（如吃粥可根据自己的口味调整）。
水果	苹果、梨均可。	约 150 克时鲜水果。	香蕉、苹果、梨均可（原则是能增加维生素，帮助消化）。

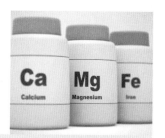

第93天　孕妈妈补铁造血正当时

　　铁是人体必需的微量元素之一，是人体内含量最多，也是最容易缺乏的一种微量元素。

功效分析	铁是构成血红蛋白和肌红蛋白的原料，参与氧的运输，在红细胞生长发育过程中构成细胞色素和含铁酶，参与能量代谢。孕周越长，胎宝宝发育越完全，需要的铁就越多。适时补铁可以改善孕妈妈贫血症状，进而改善身体和精神等各方面状况。
缺乏警示	孕期缺铁会导致孕妈妈患缺铁性贫血，影响身体免疫力，使孕妈妈自觉头晕乏力、心慌气短，很可能会引起胎儿宫内缺氧，干扰胚胎的正常分化、发育和器官的形成，使之生长发育迟缓，甚至造成婴儿出生后贫血及智力发育障碍等。
每日剂量	怀孕期间，铁的摄入量要达到孕前的两倍：孕早期每日摄入量为 15～20 毫克，孕晚期每日摄入量为 35 毫克。
食物来源	食物中的铁可以分为血红素铁和非血红素铁两大类。血红素铁主要存在于动物性食品中，如动物肝脏、肉类和鱼类中，这种铁能够与血红蛋白直接结合，生物利用率很高；非血红素铁主要存在于植物性食品中，如深绿色蔬菜、黑米等，它必须经胃酸分解还原成亚铁离子才能被人体吸收，因此生物利用率低，并不是铁的良好来源。

爱心贴士

　　维生素 C 能促进铁的吸收，所以补铁时宜多进食富含维生素 C 的新鲜蔬菜和水果，如菜心、西蓝花、青椒、西红柿、橙子、草莓、猕猴桃、鲜枣等。

　　牛奶中的磷、钙会与体内的铁结合成不溶性的含铁化合物，影响铁的吸收，因此，服用补铁剂的同时不宜喝牛奶。

孕妈妈爱吃酸，但要讲究

- **爱吃酸的原因**

　　怀孕后，胎盘分泌的某些物质有抑制胃酸分泌的作用，能使胃酸明显减少，消化酶活性降低，并会影响胃肠的消化吸收功能，从而使孕妈妈产生恶心欲吐、食欲下降的症状，很多孕妈妈都爱吃酸味食物。

- **酸味食物的益处**

　　提高食欲。孕妈妈嗜酸有益，因为酸味食物可刺激胃液分泌，提高消化酶的作用力，促进胃肠蠕动，改善孕期内分泌变化带来的食欲下降以及消化功能不佳的状况。

　　有助胎宝宝骨骼发育。酸味食物可提高钙、铁和维生素 C 的吸收率，有助于胎宝宝骨骼、大脑及全身器官的发育。构成骨骼的主要成分是钙，但是要使游离钙形成钙盐在骨骼中沉积下来，必须有酸性物质参与，多吃酸味食物有利于铁的吸收，促进血红蛋白的生成。

- **吃酸也要有讲究**

　　人工腌制的酸菜、醋制品虽然有一定的酸味，但维生素、蛋白质等多种营养几乎丧失殆尽，而且腌菜中的致癌物质亚硝酸盐含量较高，过多食用对母体、胎宝宝健康无益。所以，喜欢吃酸的孕妈妈，适宜选择既有酸味又营养丰富的西红柿、樱桃、杨梅、石榴、橘子、酸枣、葡萄、青苹果等新鲜蔬果。

> **爱心贴士**
>
> 　　孕妈妈要少吃山楂。山楂虽然酸甜可口，但不宜多吃。现已证明，山楂对孕妈妈的子宫有兴奋作用，倘若过量食用，就有可能刺激子宫收缩，甚至导致流产。尤其是过去有过自然流产史或是怀孕后有先兆流产症状的孕妈妈，更要格外注意，不要食用山楂食品。

孕期生活——
孕妈妈要呵护好自己

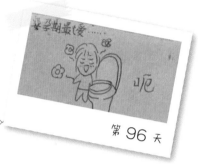

第 96 天

第96天　孕期穿着，穿得舒适也要好看

· 选择舒适的鞋子

怀孕期间穿什么样的鞋对维持孕妈妈的身体健康尤为重要。大多数孕妈妈怀孕3个月后，大脚趾下面会出现水肿；6个月后，整个脚水肿得如同平脚；妊娠后期更严重，孕妈妈体重的不断增加使血液循环不畅，脚底会产生压迫感，从而还会加剧腰痛。因此，孕妈妈选择鞋子时应注意以下几点：

1. 孕期不能穿高跟鞋。怀孕后，肚子一天天增大，体重增加，身体的重心前移，站立或行走时腰背部肌肉和双脚的负担加重，如果再穿高跟鞋，就会使身体站立不稳，容易摔倒。另外，因孕妈妈的下肢静脉回流常常受到一定影响，站立过久或行走较远时，双脚常有不同程度的水肿，此时穿高跟鞋由于鞋底、鞋帮较硬，不利于下肢血液循环。因此，孕妈妈所穿鞋鞋跟的高度应该在2～3厘米，以柔软而有弹性的坡跟鞋较为理想。

2. 鞋要松软、透气性好。孕妈妈不应选用合成革、牛皮、尼龙等材料做的鞋，宜选择羊皮鞋或布鞋，鞋底应带有防滑纹。

· 孕妈妈着装要宽松

一般来说，孕妈妈在冬天需要注意保暖，要穿厚实、保暖、宽松的衣服，如羽绒服或棉织的衣服，既防寒又轻便。夏季容易出汗，宜穿宽松不贴身的衣服，如穿不束腰的连衣裙或胸部有褶和下摆宽大的短衣服，裤子的腰部要肥大，也可穿背带裤。

- 孕妈妈应如何安排自己的睡眠

孕早期孕妈妈除有常见的食欲不振、恶心呕吐等反应，还会有嗜睡现象，妊娠 3 个月左右就能恢复正常。

怀孕 4 ～ 6 个月是孕妈妈身体负担较轻的阶段，在这期间除了避免重体力劳动以外，多数孕妈妈都可照常工作、学习和起居，睡眠时间每晚要保证八九个小时，中午加 1 小时午睡。到怀孕最后 1 个月，由于子宫明显增大，各器官负担加重，为了避免出现高血压、水肿、腰腿痛等现象，更需要充分的睡眠和休息。但临近产期，有些孕妈妈容易精神紧张，甚至引起失眠，有时不规律宫缩、胎动也会干扰入睡，使得孕妈妈虽然有充分的时间却得不到有效的睡眠。孕妈妈白天活动，晚间又欲睡不能，精神、体力消耗大，一旦临产，会因疲乏而引起宫缩无力、产程延长等异常情况。

- 孕妈妈如何提高睡眠质量

保证睡眠质量有不少好办法，如在睡前洗个温水澡；常晒被，使之松软；睡眠时可用棉被支撑腰部，两腿稍弯曲；下肢水肿或静脉曲张的孕妈妈，需将腿部适当垫高；冬天不妨放个暖水袋把被窝弄得暖和些，肩部应该有背垫塞着，不要使肩部着凉；身体的肌肉应全部放松，这样就很容易睡得酣熟了。

- 孕妈妈睡眠采取什么姿势为好

孕妈妈睡眠时的姿势很重要。妊娠早期，可以采用自己觉得舒适的姿势，在妊娠中、晚期则要侧卧，最好是左侧卧，避免仰卧。

怀孕期间取左侧卧位可以使因妊娠造成的右旋子宫转向前位，以减少因右旋子宫引起的胎位或分娩的异常。还可以避免妊娠子宫对下腔静脉的压迫，增加回心血流量和心血排出量，减少下肢水肿，为子宫和胎盘运输血液，有利于胎儿继续在子宫内生长发育，减少早产率和胎儿宫内生长迟缓等并发症。

做好口腔保健，远离妊娠牙龈炎

- 重视孕期口腔卫生

　　怀孕后，在体内大量雌激素的影响下，孕妈妈的口腔会开始出现一些变化，如牙龈充血、水肿以及牙龈乳头肥大增生，触之极易出血，医学上称为妊娠性牙龈炎。由于这些变化，口腔对一些致病细菌以及有害物质的抵抗力下降，使得孕妈妈很容易患牙龈炎和口腔炎。所以，孕妈妈在孕期要注意保持口腔卫生，以防牙龈炎症的产生。

- 口腔保健的方法

　　为了保持口腔卫生，孕妈妈要掌握口腔保健的方法。首先，孕妈妈要坚持早晚刷牙，可以适当地使用一些含氟牙膏，每次进餐或吃水果后都要漱口，及时清除口腔内的食物残渣，防止细菌在口腔内繁殖。刷牙时不要忘了刷舌头，口腔中的细菌大部分是沉积在舌头上的，清洁舌头是关键；不要吃过冷或过热的食物，以免刺激牙龈。其次，要保证营养平衡，补充充足的蛋白质、维生素和一些矿物质，多吃鸡蛋、肉类、豆制品和富含维生素的水果和蔬菜等，这样不仅可以防止牙病的发生，而且对胎儿牙齿和骨骼的发育也有好处。当牙龈出血时，可局部外涂 1% 的碘甘油或用 2% 的食盐水，并可口服维生素 C，以提高组织的再生能力。

- 口腔治疗的最佳时间

　　女性有牙病应在孕前就治疗好。如果是轻微牙病，则应维持到产后再处置，在孕期只要坚持经常漱口、刷牙就可以了。若在妊娠期必须拔牙，则拔牙的时间要选择在妊娠中期，因为妊娠早期治疗有可能引起流产，晚期胎宝宝的发育进入了关键时期，很多药物以及麻醉剂不能使用。拔牙时所用麻醉剂中不可加入肾上腺素。麻醉要安全，以防因疼痛而反射性引起子宫收缩，导致流产或早产。

呵护乳房，养好宝宝的"粮仓"

在孕期，孕妈妈体内的孕激素水平增高，乳房变大，乳头、乳晕颜色变深。从孕早期开始，乳腺真正发达起来，这时对乳房进行悉心保养，有利于产后哺乳的恢复。保养好了乳房，才能保护好未来宝宝珍贵的"粮仓"。

· 佩戴孕妇胸罩

孕期孕妈妈的乳房会变得前所未有的丰满，过小、过紧的胸罩会妨碍乳房的充分发育，过大的胸罩又起不到承托的作用，因此要选择合适的胸罩来保护增大的乳房，以防日后乳房下垂或乳腺发炎。

· 清洁乳房，呵护乳头

经常用温水擦洗整个乳房，并将乳晕和乳头的皮肤褶皱处擦洗干净，如果乳头上黏附有硬痂样的东西，不要强行搓洗去除，先在上面涂抹植物油（豆油、花生油或橄榄油），待硬痂变软溶解后，再用柔软干净的毛巾轻轻冲擦掉。擦洗干净后，在乳房及乳头上涂抹润肤乳，防止干燥皲裂。

千万不要用香皂洗乳房，碱性清洁用品会洗去乳房上的角质层和油脂，使乳房表皮干燥、肿胀，不利于乳房的保健。

· 坚持按摩乳房

用合理的手法对乳房进行规律按摩，可促进乳房血液循环，提高乳房和乳头的耐受性，使分娩后排乳通畅。乳房按摩可以在每天洗澡后或睡觉前进行。

方法一：抓揉法

取坐位，将乳房擦洗干净，涂上按摩油，双手手掌在乳房周围轻轻按摩1~3分钟，然后用手指从乳房根部向乳头处轻轻抓揉10~20下。

方法二：按推法

1. 手掌覆在乳房外侧（腋下），手心横着向里推3下。

2. 手掌放在乳房的侧下方，斜着往上用手心推3下。

第101~102天　提前准备，对抗妊娠纹

· **什么是妊娠纹**

　　许多孕妈妈在怀孕 5 个月以后，在大腿内侧、腹部及乳晕周围的皮肤会出现淡红色或紫红色的稍凹陷条纹，或有轻度瘙痒感，这就是"妊娠纹"。这种妊娠纹中间宽、两端细，可以平行或融合，局部光滑但稍凹陷，产后再转为银白色，形成凹陷疤痕。妊娠纹一旦产生，将会终生存在。

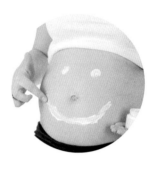

· **形成妊娠纹的原因**

　　形成妊娠纹的原因主要有两个：一是怀孕时，肾上腺分泌的类皮质醇数量会增加，使皮肤表皮细胞和成纤维细胞活性降低，以致真皮中细小的纤维出现断裂，从而产生妊娠纹；二是怀孕中后期，子宫逐渐增大，凸出于盆腔，向腹腔发展，腹部开始膨隆，或是孕妈妈体重短时间内增加太快，肚皮来不及撑开，都会造成皮肤真皮内的纤维断裂，腹直肌腱也发生了不同程度的分离，从而产生妊娠纹。

· **预防妊娠纹的方法**

　　1. 孕妈妈在孕前应注意身体运动，特别是腹部的锻炼，如仰卧起坐、俯卧撑等。女性经常做这种锻炼，大多在孕期不会出现妊娠纹，即使有也较轻微。

　　2. 孕妈妈刚出现妊娠纹时，可在妊娠纹部位涂抹妊娠纹护肤品，不仅能帮助皮肤恢复弹性，而且这类产品的主要成分是油脂，不会对孕妈妈和胎儿有不好的影响。

　　3. 要控制体重的增长，一般情况下，孕妈妈整个孕程体重增长应控制在 11 ~ 14 千克，每个月增加的体重不宜超过 2 千克。

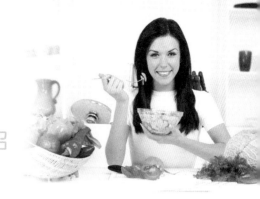

第103~104天　缓解便秘有妙招

• **发生便秘的原因**

　　妊娠期孕妈妈由于受到黄体酮的影响，肠道的蠕动会变弱，腹壁肌肉收缩功能降低，而且加上子宫变大后压迫到直肠，因此会经常发生便秘。如果孕妈妈偏食或食物吃得过于精细，也会造成便秘。因为孕妈妈摄入的粗纤维过少，或饮水太少以及运动量减少等因素会造成粪便在结肠和直肠停留较长时间，也就导致了便秘的发生。

• **便秘的危害**

　　患便秘的孕妈妈，轻者食欲降低、腹内胀气，因而使肠功能失调的状况加重；严重者会诱发自身中毒，这是因为体内许多代谢废物要随粪便排出，重度便秘时，在肠管内积聚的代谢废物又被吸收而导致中毒，这对孕妈妈和胎儿都很不利。

• **便秘的防治**

　　孕妈妈预防便秘应做到如下几点：

　　按时上厕所。可在晨起、早餐后或临睡前，不管有没有便意，都按时去厕所，长期这样就会养成按时大便的习惯。孕妈妈若是能够养成每天都按时大便的习惯，就可以慢慢改善便秘的状况。

　　注意调理好膳食。有便秘现象的孕妈妈可以多吃一些含纤维素多的食物，如马铃薯、甘薯、扁豆、大豆、蔬菜、水果等。乳酪及牛奶等也可以刺激大肠的蠕动、软化粪便，不妨多多食用。应少吃葱、蒜、辣椒、胡椒等刺激性食物。

　　适当进行一些轻微活动。这样可促使肠管蠕动增加，缩短食物通过肠道的时间，并能增加排便量。

　　饮水润肠。可在每天早晨空腹饮一杯开水或凉开水，这也是刺激肠管蠕动的好方法，有助于排便。

注意控制体重增长速度

• 算算你超重了没有

一般情况下，整个孕期，孕妈妈的体重增加值在 12 千克左右为宜，孕早期体重增加 2 千克，孕中期和孕晚期各增加 5 千克。

孕妈妈可以用体重指数（BMI）衡量出孕前的身体状况，然后根据身体状况决定孕期的体重应该增加多少。计算方法如下：

BMI= 体重（千克）÷ 身高（米）^{2}

例如：孕妈妈的体重是 60 千克，身高是 1.6 米，则体重指数就是
60÷2.56=23.43

BMI 小于 18.5，说明体重过轻，孕期体重需要增加 12.5 ~ 18 千克。

BMI 在 18.5 ~ 22.9 之间，说明体重正常，孕期体重需要增加 12 千克左右。

BMI 大于 23，说明体重超重，孕期体重增加 7 ~ 11.5 千克为宜。

• 孕妈超重弊大于利

体重过高或增长速度过快会使孕妈妈患上高血压、糖尿病或怀上巨大儿的可能性增加。这样一来会增长产程，加大顺产或剖宫产的难度，不但会使孕妈妈的阴道或会阴发生严重撕裂，还会导致胎宝宝"肩难产"，严重的会使新生儿窒息死亡。

• 科学控制体重增长

1. 饮食要科学合理，营养均衡。五谷杂粮、蔬菜水果都要摄取到，但不要过量，少吃或不吃糖果、蛋糕、冰淇淋等糖分和热量高但没什么营养的食物。

2. 加强锻炼。在身体能够承受的前提下，每天适当活动，减掉多余的体重，不要吃饱了就坐着或躺着，这对控制体重增长非常不利。

3. 买个体重秤。定期测量体重，一旦发现体重增长异常，就要调整饮食和锻炼计划，并在准爸爸的监督下实施。

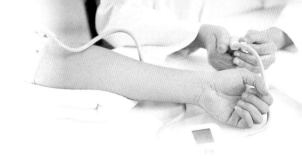

孕期课堂——
准爸妈都要知道的孕期知识

孕 4 月的产前检查

此月的产前检查，孕妈妈可能会做的项目有：

子宫检查

检查是否有静脉曲张或皮疹

通过超声波看到胎宝宝的移动与已经发育成形的各个器官

如果担心胎宝宝有基因缺陷，可进行三联筛选

体重及血压检查（此时体重会有明显增加）

验尿

超声波检查胎宝宝是否存在缺陷、确认胎宝宝的数目、胎盘的位置及胎宝宝的周数

与医生讨论你的感觉和关心的问题

孕 4 月主题

时间	关键词	详细解答
第 13 周	和宝宝交流	本月是胎宝宝大脑发育的重要时期，与记忆有关的器官开始形成，多和宝宝说话，在母子之间建立感情纽带。
第 14 周	保持愉快心情	胎宝宝的情绪已经逐渐和孕妈妈保持同步了，孕妈妈要时刻记得保持快乐心情哦！
第 15 周	产前培训班	对于妊娠抱有紧张心理的孕妈可以参加产前学习班，这对消除妊娠焦虑很有好处。
第 16 周	安排一次旅游	如果计划做孕期旅行，这个月适宜实施。

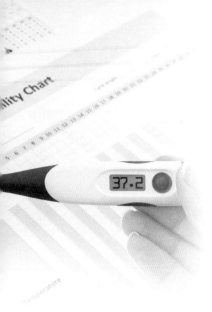

第109~110天 解读新生儿溶血症

新生儿溶血症是因为母婴血型不合而引起同族免疫性溶血，使胎宝宝在子宫内或出生后发生大量红细胞破坏，出现一系列溶血性贫血、黄疸以及其他多种疾病。症状轻的进展缓慢，全身状况影响小；严重的病情进展快，出现嗜睡、厌食，甚至发生胆红素脑病或死亡。

• **为什么会发生 ABO 溶血症**

当胎宝宝由父方遗传所得的血型抗原与母亲不同时，进入母体后即会刺激母体产生相应的抗体，并通过胎盘进入胎宝宝体内，与胎宝宝红细胞发生抗原体反应，从而导致溶血。

ABO血型不合溶血症常发生在母亲血型为O型，父亲血型为A型、B型和AB型的情况下。举个例子：如果孕妈妈的血型为O型，怀了准爸爸遗传而来的A型血的胎宝宝，由于孕妈妈的体内没有A抗原，当A型胎宝宝红细胞进入孕妈妈体内，就会引起胎宝宝的红细胞破坏而发生溶血。

爱心提示

ABO血型溶血症状一般很轻，只要及时对宝宝进行蓝光照射和药物治疗，病情都可以得到控制，准爸妈们不用太担心。

胎教时光，聆听声音的美妙

怀孕第 4 个月时，胎儿对来自外界的声音、光线、触动等单一刺激反应更为敏感。可以说，这个时期是对胎儿进行胎教的最佳时期。

音乐胎教能够促进胎儿的听力和大脑发育，又能陶冶孕妈妈的情操，令孕妈妈心情愉悦，从而促进细胞的新陈代谢，改善胎盘供血情况，使胎儿能从母体中获得更多的有益成分。

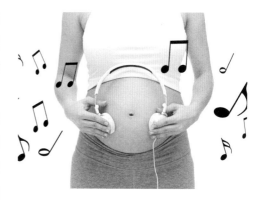

胎教音乐的节奏宜平缓流畅，可以不带歌词，曲调应选悠扬动听、轻柔抒情的，乐曲的情调应温柔甜美。父亲低声唱歌、大提琴独奏曲或低音歌声和乐曲等，胎儿最容易接受。

给胎儿听音乐的时间不宜太长，刚开始以 3 ~ 5 分钟为宜，随着胎儿对音乐胎教的逐渐适应和听觉的不断发育，可将时间慢慢延长，但注意不宜超过 12 分钟。

对话胎教

妊娠第 4 个月的胎儿，已经产生最初的意识，如果胎儿通过听觉和触觉感受到来自父母的呼唤，这对促进胎儿的身心发育十分有益。根据胎儿的这种特性，父母应抓住这一时机与胎儿进行对话，这是一种积极有益的胎教手段。

对话可从本月开始，要求父母双方共同参与，每天定时刺激胎儿，每次时间不宜过长，1 分钟足够。对话的内容可以是问候，也可以是聊天，还可以讲故事，或是唱童谣。最好每次都以相同的词名开头和结尾，循环往复，不断强化，这样效果会很好。

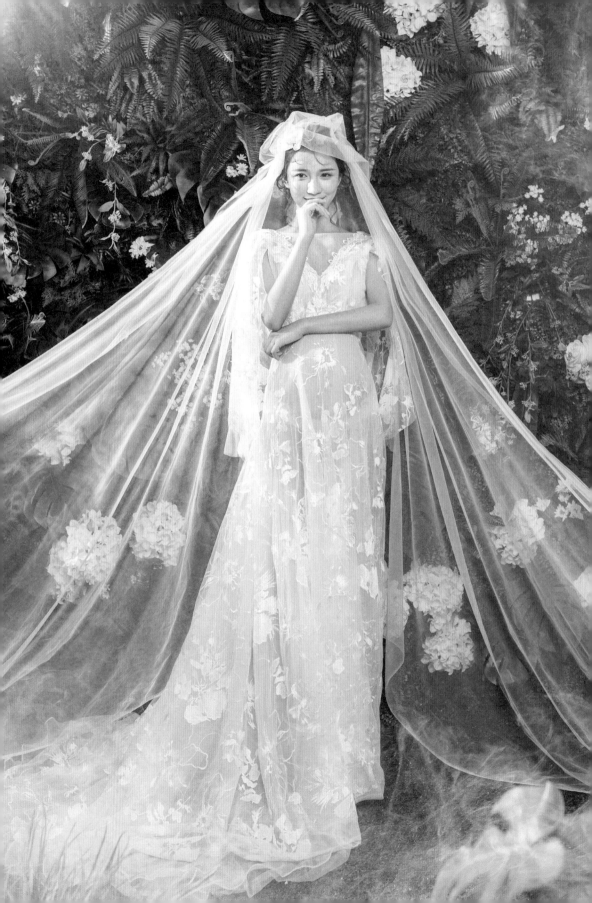

Part 05

孕5月——
肚子开始"显山露水"

现在，孕妈妈小腹逐渐隆起，初显"孕味"，

激动的是，胎宝宝在腹中有了第一次神奇的胎动。

那是他在提醒孕妈妈：要及时补充足够的营养，

因为孕妈妈健康了，宝宝才能长得更聪明可爱。

本月，也要继续保持愉快心情，快乐养胎哦！

胎宝宝，
心跳声扑通扑通

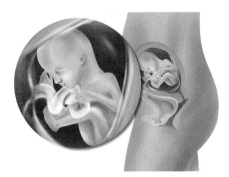

第113~114天 胎宝宝在妈妈的羊水中"游泳"

时间	胎宝宝在子宫内的变化
孕 17 周	这个星期，胎宝宝已有一个梨那么大，循环系统、尿道等也开始工作。肺部正在发育得更加强壮，以利于将来适应子宫外的空气。从孕 16 ~ 19 周，胎宝宝的听力形成，此时他就像一个小小的"窃听者"，听得到妈妈的心跳声、血流声、肠鸣声和说话声。
孕 18 周	胎宝宝开始频繁地胎动了。这一周，他原来偏向两侧的眼睛开始向前集中。面部发育得更像人的样子，开始有最早的面部表情，还能皱眉、斜眼、做鬼脸。他的皮肤是半透明的，可以清楚看见皮下血管，也能看见全身开始长硬的骨骼。
孕 19 周	孕中期做 B 超时，孕妈妈可以看到胎宝宝在踢腿、屈身、伸腰、滚动以及吮吸大拇指。而且，现在可以清晰地分辨胎宝宝的性别。
孕 20 周	从孕 20 周起，胎宝宝的视网膜开始形成，开始对光线有感应，能隐约感觉妈妈腹壁外的亮光。身长已达到 25 厘米，体重达到 450 克。感觉器官进入成长关键期，大脑开始划分专门的区域进行嗅觉、听觉、味觉以及触觉的发育。 胎宝宝现在每天都在喝羊水，排小便（小便会经胎盘排出，进入孕妈妈的代谢系统排出体外），靠自己维持生活环境中羊水的平衡。本周，胎宝宝的胃有米粒那么大了。

孕妈妈生理变化一览表

第 17 周	本周，孕妈妈开始初显"孕味"，需要穿上孕妇装啦。孕妈妈的体重最少增长了 2 千克，乳房变得更加敏感、柔软，甚至有些疼痛。在肚脐和耻骨之间触摸时，能感觉到有一团硬东西，这就是子宫体部。有时你会感觉到腹部像有一只小虫似的一下一下蠕动，或者感觉像小鱼在腹中游动，这正是胎宝宝在羊水中蠕动，挺身体、频繁活动手和脚、碰撞子宫壁而引起的胎动。
第 18 周	现在，你感觉没有过去那么累了，精力逐渐恢复，性欲逐渐增强。准爸爸也可以稍微解禁一下了，温柔的"亲密"是不会伤害到胎宝宝的。这一时期，有些孕妈妈可能会受到痔疮的困扰，这是因为胎宝宝一天天长大，压迫了直肠，使直肠的静脉鼓起来，严重时，痔疮会凸到肛门外，孕妈妈的腿、尾骨和其他肌肉会有些疼痛。
第 19 周	到了妊娠中期，孕妈妈的子宫逐渐增大、体重增加，腹部开始隆起。在肚脐下方约 1.8 厘米的地方，能够很容易地摸到自己的子宫。有些孕妈妈可能会有一些皮肤上的变化，如上唇、面颊上方和前额周围都可能出现暗色斑块，不过也有一些孕妈妈皮肤没有出现任何异样。
第 20 周	对很多孕妈妈来说，孕期的这个阶段是最轻松的时期。从现在起，预计每周孕妈妈的体重会平均增加 0.45 千克左右。子宫日渐增大，将腹部向外挤，致使肚子向外鼓胀。由于子宫增大而压迫盆腔静脉，会使孕妈妈下肢静脉血液回流不畅，可引起双腿水肿，足背及内、外踝部水肿尤其多见。

孕期营养——
及时补充营养素

第117~118天 孕 5 月的饮食指导

孕 5 月是胎儿大脑开始形成的时期，所以孕妈妈此时应注意从饮食中充分摄取对脑发育有促进作用的营养物质，以利于胎儿脑组织发育。核桃、花生、松子、板栗等坚果具有加速脑细胞分裂、增殖的作用，孕妈妈可以适当食用。

此时胎儿各部位器官组织在不断完善和发育，孕妈妈的饮食应保证充足的蛋白质、糖、脂肪、水分、维生素 D、钙、磷、铁等营养物质和其他微量元素。

一天的饮食安排

	早 餐	午 餐	晚 餐
主食	牛奶 250 毫升，奶油面包或小牛肉包子 2 个。	米饭 2 小碗，或面条 2 小碗。	米饭 2 小碗，或小花卷 2～3 个（量约 150 克）。
菜肴	清淡蔬菜，五香鸡腿。	芹菜炒牛肉（精牛肉 200 克、芹菜 100 克），瘦肉焖香菇（猪瘦肉 150 克、鲜香菇 100 克、木耳 100 克），蔬菜营养汤 2 小碗。	鸡蛋炒菠菜（菠菜 250 克、鸡蛋 2 个），青椒肉丝（青椒 250 克、瘦猪肉 100 克），汤或粥 2 小碗。
水果	时令水果 100 克。	葡萄 150 克。	—

· 小腿抽筋——缺钙信号

　　小腿抽筋多发生在孕早期和孕晚期，这是因为这一时期胎宝宝对钙的需求量迅速增加，如果没有摄入充足的钙，胎宝宝就会从孕妈妈的骨骼中吸收钙质，使血液中的钙水平下降，神经、肌肉的兴奋性增加，双腿负担加重，腿部的肌肉经常处于疲劳状态。夜间血钙水平比日间要低，所以小腿抽筋常常在夜里发作。

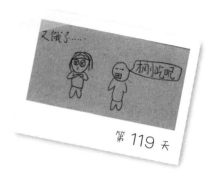

· 孕妈需要多少钙

　　孕妈对钙的需求量比普通成年人多，每天需要 1000 ～ 1200 毫克，到孕中期和孕晚期更要足量补充，但是也不要补过量了，否则容易使胎宝宝的头骨长得太硬，自然分娩时头部不易被挤压。

· 孕妈怎么补钙

　　钙质无法在体内储存，因此一定要每天进行补充。有效的补钙方法如下：

　　1. 饮食：牛奶、鱼类、虾皮、海带、鸡蛋、豆制品、动物骨头等食物中含有丰富的钙质，要想通过饮食来补钙，这些食物是不容错过的。

　　2. 营养剂：每天通过膳食摄入的钙大概只有 400 ～ 600 毫克，远远达不到孕妈的需求量，这就需要额外补充钙制剂。市面上的钙制剂琳琅满目，有单剂也有复合剂，服用前应先向医生咨询，看哪类制剂更适合自己。

爱心提示

　　补钙同时补充维生素 D、磷、镁等营养素，能够促进钙质更好地吸收。

第120天 需要补充适量的铁

• **食物补铁是最好的选择**

铁是构成各种金属酶的必需成分，参与激素合成，协助细胞增殖、分化及产生抗体，能合成血红细胞和血红蛋白。胎儿自身造血及身体的生长发育都需要大量的铁，这些铁都由母体供给。

妊娠后，在激素的作用下，身体增加了对铁的吸收，再加上腹中的胎儿需要从母体中吸收营养，因而孕妇体内储存的铁会比较低。从妊娠4个月开始，孕妇对铁的需求量开始增加，在6～9个月达到高峰。因此，孕妇要特别注意对铁的补充，如果出现缺铁性贫血，会引起早产、低体重儿或者死产。

可多食用动物肝肾、血、骨髓及瘦肉、虾米、鱼类等动物性食物，还可多食用黑木耳、蛋黄、绿色蔬菜、莲藕、海带等。瓜果里含铁也较丰富，如干枣、核桃、甜瓜、葵花子、樱桃、草莓、葡萄等。

• **药物补铁需适量**

通过普通的膳食来补铁是很困难的，孕妇每天应服用适量的铁剂。常用的口服药是硫酸亚铁，每次0.3～0.6克，每日3次，也可服用10毫克10%枸橼酸铁胺，每日3次，或葡萄糖酸亚铁、右旋糖酐铁等。服用铁剂的同时最好加服100毫克维生素C，有利于铁的吸收。

铁元素也并非多多益善，高铁比高胆固醇更危险，极容易诱发妊娠合并心脏病或者乙型肝炎等疾患，甚至可能导致稀有遗传病——青铜色糖尿病或地中海贫血。滥用铁剂药物补血还会令类风湿性关节炎加剧，过量的铁还会影响锌的吸收利用，而植物中的植酸、草酸、膳食纤维以及茶与咖啡、牛奶中的蛋白质会抑制铁的吸收。另外，还有研究显示，那些在怀孕期间补充过量铁的孕妇，所生的孩子很有可能行为反常。所以，孕妇需要补充铁元素，但是不可过量，药物补铁最好在医师的指导下进行。

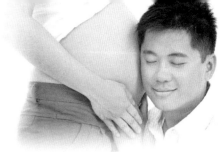

孕期生活——
体会胎动的感动和喜悦

第121天 初次感受宝宝的胎动

• 胎动——奇妙的体验

　　胎动是胎宝宝在孕妈妈子宫腔里的活动冲击到子宫壁的动作。胎宝宝从第8周就开始运动，脊柱有了细微的小动作，但孕妈妈此时还察觉不到，大多数孕妈妈从孕5月开始就可以明显感受到胎宝宝的活动了。

　　对孕妈妈来说，胎动是一种前所未有的奇妙体验，虽然是轻微的跳动，但却让孕妈妈感受到生命正在自己的腹中孕育。这种生命的律动，将孕妈妈与胎儿天然的血缘关系紧紧地相连在一起。

• 胎动时，宝宝在做什么

　　1. 全身运动：胎宝宝整个躯干的运动，如翻身。翻身时他会左右转动身体，孕妈妈会有翻滚、牵拉的感觉。每一下动作持续时间也较长，一般为3~30秒。

　　2. 肢体动作：胎宝宝进行四肢运动时会伸胳膊、踢踢腿，好像是在你的腹中跳动或踢动，一般会持续1~15秒。

　　3. 胸壁运动：有时你会觉得胎宝宝在打嗝，颤动或慢慢地蠕动，这种胎动短而弱，一般不太容易感受得到。

• 胎宝宝这时最爱动

　　吃饭后：吃完饭后，孕妈妈体内的血糖含量增加，胎宝宝也因为"吃饱"变得有力气了，胎动比饭前要频繁一些。

　　对着肚子说话时：孕妈和准爸和胎宝宝交流时，他会用胎动来回应。

第122~123天　掌握胎动的规律

- 胎动的规律

孕 17 ~ 20 周：胎动不明显

位置	感觉
此时胎动多发生在下腹中央，比较靠近肚脐眼的位置。	这段时间是孕妈妈第一次感受到胎动。此时胎宝宝的运动量很大，动作不激烈，孕妈妈的感觉不明显，有时会有"咕噜咕噜"吐泡泡的感觉，没有经验的孕妈妈会误以为是消化不良、胀气或饥饿所致。

孕 20 周 ~ 35 周：胎动激烈期

位置	感觉
此时胎动的位置升高，在靠近胃的地方，并向两侧扩大。	这一时期胎宝宝的各项机能充分发育，处于活跃时期，因为长得还不是很大，子宫内有足够可供活动的空间，所以胎动比较明显和频繁，孕妈妈可以感受到胎宝宝的翻滚、拳打脚踢等各种大幅度的动作。

孕 37 周后到临近分娩：胎动减弱

位置	感觉
胎动遍布整个腹部，并随胎宝宝的升降而有所改变。	这时胎宝宝已经长得很大，几乎撑满了整个子宫，所以宫内可供活动的空间越来越小，胎宝宝的动作施展不开，而且临近分娩，胎头开始下降，胎宝宝也在为出生储存体力，因此胎动相对减弱，次数减少。

- 一天内的胎动规律

　　正常情况下，在一天中，上午 8 ~ 12 点胎动比较均匀，下午 2 ~ 3 点胎动最少，傍晚 6 点以后开始增多，到晚上 8 ~ 11 点时最活跃，但每个宝宝都不尽相同。

胎动不仅仅是胎宝宝在活动而已，它是显示胎宝宝生命活力的重要标志，更是亲子之间的一种特殊的沟通方式。准爸妈可以根据胎动的次数、快慢、强弱来判断胎宝宝的安危。胎动正常表示胎盘功能良好，胎儿发育健全，小生命在子宫内愉快健康地生长着。如果 1 小时内胎动少于 3 次，或 12 小时内胎动少于 15 次，往往就表示胎儿在子宫内缺氧，准确率可达 80%，此时孕妈妈千万不能掉以轻心，应及时请医生诊治。

胎儿有时候比较活跃，有时候则比较安静，从妊娠 28 周以后，每天胎动的状态大致维持稳定。孕妈妈可在每天上午 8 ~ 9 点、下午 1 ~ 2 点、晚上 8 ~ 9 点各计数胎动 1 次，每次计数 1 个小时。每次计数时，孕妈妈宜取半卧位或侧卧位，双腿以舒适为度，双手轻轻按放在腹壁上，呼吸要平稳，情绪要放松，排除一切干扰和杂念，3 次测得的胎动次数相加后再乘以 4，就是当日 12 小时的胎动数，要准确无误地记录下来。如果每天测 3 次有困难，而只能测一次，最好选择在晚上测，但时间要固定。

· 测定结果判断

12 小时的胎动总值在 30 ~ 40 次表示胎宝宝生长状态良好，若少于 20 次就意味着胎儿在子宫内缺氧，10 次以下则要引起高度重视。还有一种子宫内缺氧的表现，就是孕妈妈在一段时间内感到胎动超过正常次数，动得特别频繁，此时应立即去医院检查。如果孕妈妈感觉到胎动显著减少甚至停止时，这往往意味着胎宝宝有危险，也应立即入院检查。

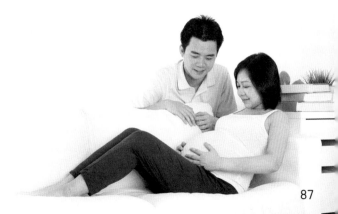

第126~127天 小腿水肿，职场孕妈巧缓解

把脚垫高	准备一个小凳子或小木箱放在办公桌下，上班时将双脚放在上面垫高，这样可以帮助腿部血液回流，减少小腿水肿的可能性。
颤一颤腿	坐在办公桌前工作时，可以将双脚脚尖踮起来，然后上下或左右颤动双腿，这种方法也可以在一定程度上加速体液循环，不过在办公室里做这样的动作可能不太雅观。
按摩双腿	1. 两只手捏住小腿肚子上的肌肉，一边捏一边从中间向上下按摩，不断改变按捏的位置，重复做5次。 2. 两手一上一下握住小腿，像拧抹布一样左右拧小腿肚子上的肌肉，从脚踝开始往膝盖处拧，重复做5次。 3. 两手握住小腿，大拇指按住小腿前面的腿骨，从上往下按摩，重复3次。 4. 两手握住大腿，拇指放在膝盖上面，边按压边按摩，重复5次。 考虑到孕妈妈腹部突出，不方便屈伸弯腰，按摩时可将腿搁在另一把椅子上垫高，保持上身挺直，这样按摩时就不会太吃力。
站起来走动	孕妈妈可利用工作间隙站起来来回走动一下，能让僵直的腿部得到放松，可以多上几次厕所或多打几次水，趁此机会活动双腿。如果不方便在办公室到处走动，也可以在座位旁边做原地踏步的动作，也能起到不错的放松效果。
利用道具捶腿	捶捶腿，让腿部血液随着肌肉的颤动流动起来，加速循环，减少体液瘀积，也能有效减轻水肿。至于捶腿道具，可以随意选取，可以是卷起来的杂志，或者自己的拳头，只要方便舒适就行。

- 雌激素和孕激素升高

怀孕后雌激素和孕激素的水平会大大提升，这就会导致内分泌发生紊乱，而身体一时承受不了这些变化，就会发生一系列的问题，如失眠、烦心、头痛等。孕早期，孕激素水平的升高会使孕妈妈产生困惑感，夜尿次数也随之增加，睡眠紊乱问题开始发生；孕中期，孕激素上升减缓，睡眠质量得到改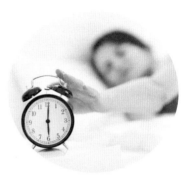善，但仍比孕前要差；孕晚期，由于激素变化的影响，孕妈妈会经常感到身体不适，如胃痛、腿抽筋、鼻窦出血，这些又成为影响睡眠的因素。

- 如何改善睡眠质量

荷尔蒙变化引发的一系列身体问题都是正常现象，不必过于担心，但也不能听之任之，虽然不能从根本上解决问题，但也有一些小妙招来缓解这些不适症状。

1. 当出现失眠问题时，不要过分焦虑，这样会使情绪焦躁，更不要擅自服用镇静安神的药物，而是做深呼吸，用意念来控制自己的情绪。

2. 头晕头痛时可以躺下来休息，按摩头部或在头上敷热毛巾，能有效地缓解不适。

3. 烦躁时要用正确的方法来及时缓解不良情绪，如和准爸爸或朋友聊天、外出购物、散心等，不要将烦心的感觉憋在心中或毫无节制地乱发脾气，使其发展为孕期抑郁症。

4. 如果失眠、烦心的情况很严重，已经影响到了正常的生活，这时应该到医院就医，用科学的方法来治疗。

孕期鼻出血的护理方法

孕期容易鼻出血

流鼻血是孕期较为常见的一种现象。怀孕后体内会分泌出大量的孕激素，这使得血管扩张、充血，加上鼻腔黏膜血管丰富，血管壁薄，孕妈妈的血容量又较高，所以十分容易破裂、出血。

鼻出血的护理方法

1. 先试着将血块擤出。堵在血管内的血块会使血管无法闭合，去除血块后，血管内弹性纤维才能够收缩，使流血的开口闭合。

2. 坐在椅子上，用手指捏紧鼻子，身体向前倾，不要躺下或仰头，否则会使血液流到喉咙里。

3. 在两只鼻孔里各塞入一小团干净的棉花，然后捏住鼻孔，持续压紧5~7分钟。假如仍未止血，再重复塞棉花和捏鼻子的动作。

4. 用毛巾裹住冰块，冷敷鼻子、脸颊和颈部，促使血管收缩，减少流血。（若第3步可以止血，此步可忽略）

5. 鼻血止住后，在鼻孔内涂抹一些维生素E软膏，以促进伤口愈合。

6. 做好上述护理后，孕妈妈可以躺下来休息一会儿，一周之内不要挖鼻孔，否则容易剥落结痂，使鼻出血复发。

如何预防鼻出血

1. 增加空气湿度：干燥的环境容易使鼻黏膜血管受到损伤，孕妈妈可以在家中放置一台加湿器来增加室内空气湿度。

2. 不要挖鼻孔：坚硬的指甲很容易损伤鼻腔黏膜和毛细血管，引起鼻出血。如果鼻孔内有鼻屎，可以先用水打湿，然后用棉签轻轻擦出。

3. 补充维生素C和维生素K：维生素C是合成胶原蛋白所必需的物质，而胶原蛋白能帮助上呼吸道里的黏液附着，使鼻窦和鼻腔内产生一层湿润的保护膜；而维生素K在人体中起到凝血的作用，孕妈妈可以在平时的饮食中加入海带、菠菜、甘蓝、香菜、花椰菜和牛奶。

• 看电视对胎儿的影响

　　妻子怀孕后，做丈夫的大多会主动承担家务活，妻子回到家里无事可做，多数时间便待在电视机前看电视，以消磨时间。其实这种做法对胎儿是很不利的。有人对长期在电视机前工作的工人做过调查，发现他们的健康状况比一般人要差。其中孕妈妈有 90% 会出现不良反应，容易导致流产和早产，及出现胎儿发育不良等情况。

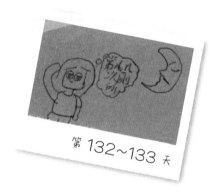

第132~133天

　　这是因为电视机在工作时，显像管会连续不断地向荧光屏发射高速电子流，同时也会发出肉眼看不见的 X 射线，虽然这种 X 射线很微弱，但若长期接触其危害也不可小视。荧光屏还能产生波长小于 400 微米的紫外线，由此产生臭氧，当室内臭氧浓度达到 1% 时，可导致咽喉干燥、咳嗽、胸闷、脉搏加快等，就会影响孕妈妈和胎儿的健康。另外，看电视久坐会影响下肢血液循环，加重下肢水肿，更易导致下肢静脉曲张。电视中的紧张情节和惊险场面对孕妈妈来说，可以称为劣性刺激，有碍优生，而且看电视睡得过晚，会妨碍孕妈妈的睡眠和休息。这一切对孕妈妈和胎儿都不利。

• 看电视时应注意的事项

　　1. 孕妈妈每次看电视的时间不宜超过 2 个小时，中途要稍稍休息几分钟。

　　2. 看电视时应尽量远离电视，离开的距离应大于 5 个屏幕的对角线（即电视机的英寸数）。

　　3. 不要看一些紧张、惊险的动作片，应主要以娱乐消遣为主，以免影响孕妈妈的情绪。

　　4. 看电视时要开启门窗，保持空气流通，并且严禁周围有吸烟者，以免使孕妈妈吸入二手烟。看过电视后，不要忘记洗脸。

第134~135天 孕中期，来一场快乐孕期旅行吧

一般来讲，在胎盘尚未发育完全的孕早期以及容易发生阵痛与早产的孕晚期，都不适合旅行。如果一定要去，宜选择怀孕 16 ~ 28 周的安定期，并做好充分准备，以保护母胎安全健康。

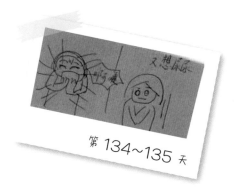

第 134~135 天

• 旅行前应该到医院检查

旅行是否会对孕妈妈产生不良影响，这要视孕妈妈的身体情况而定。当孕妈妈患有高血压、糖尿病或其他疾病时，则不应外出旅行。在出发前孕妈妈应在进行产前检查的医院就诊一次，向医生介绍整个行程计划，然后征求医生的意见，看是否能够出行。如果医生认为健康状况良好，方可旅行，并请医生帮助准备一些必须携带的药品。

• 做好旅行计划

在旅行之前，要先做好旅行计划。怀孕期间的旅行，应避免过度疲劳，避免到人多繁闹的地方。在制订旅行计划时，行程的安排不宜太过紧凑，而且要避免单独外出。如果到比较远的地方去旅行，中途最好能够休息一个晚上，如果是开车去旅行，那么沿途不妨在休息站多多休息。到达目的地之后，也可以在同一地方多逗留几天，缓解一下到处奔波的辛苦。

• 乘交通工具应注意的事项

孕妈妈选择交通工具时应有所考虑，交通工具若是震动得非常厉害，就很容易引起早产，因此要尽量避免搭乘这类交通工具。搭乘交通工具的时间应尽量缩短，因为孕妈妈长时间采取同样的坐姿会相当痛苦，孕妈妈的座椅应该尽量宽大舒适。

· 先取个乳名吧

乳名区别于正式的学名，是长辈对孩子的亲昵称呼，宝宝没出生时就为他取好乳名，然后可以经常对着肚子叫他，胎宝宝经常听就会形成条件反射，出生以后宝宝听到熟悉的字音，就会对妈妈产生回应。这也是一种很好的胎教方式。

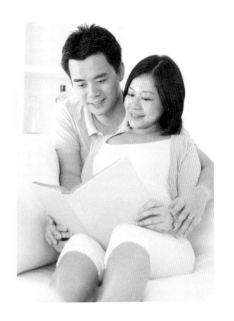

乳名可以不拘一格，顺手拈来，只要活泼、悦耳就行，一般为叠音字，比较顺口，比如说，女孩子叫"丫丫"、"朵朵"，男孩子叫"天天"、"川川"，自然又亲切。

· 取名讲究多

1. 寓意明确：为宝宝取一个含义明朗、通俗易懂的名字，如毛泽东就有"泽被东方"的含义。不要将几个毫不相关的字拼凑在一起，看起来很奇怪，也不容易使人明白其含义。

2. 字形搭配和谐：名字的几个笔画数要差不多，避免一少一多，也尽量避免取笔画太多的字，如"繁"、"曦"，写起来费劲，孩子将来上学时学写自己的名字也很麻烦。

3. 不要取生僻字：如垚、翾、燊等生僻字，认读都很费劲，无形中为孩子的人际交往带来不必要的麻烦。

4. 读音响亮上口。字音之间讲究平仄，也就是要有抑扬顿挫，几个字音调一样读出来就不响亮。

5. 庄重大气。给宝宝取名字时不要只注重幼小阶段，要从长远考虑。

孕期课堂——
准爸妈都要知道的孕期知识

第137天 孕 5 月的产前检查

此月的产前检查，孕妈妈可能会做的项目有：

子宫检查

检查孕妈妈乳房和皮肤

检查手、脚有无肿胀和静脉曲张

体重与血压检查

验尿

听胎宝宝心跳

必要时，可通过超声波看看胎宝宝（超声波胎宝宝筛选）

胎宝宝的活动能力评估：胎宝宝多久动一次，以及孕妈妈的感觉如何，与医生讨论你的感觉和关心的问题

孕 5 月主题

时间	关键词	详细解答
第 17 周	买孕妇装	孕妇装以舒适、实用为主。
都 18 周	睡眠时间延长	孕妈妈的睡眠时间要适度延长，可以比平时多睡一个小时。
第 19 周	控制体重	控制体重的增长，这个月里，合适的增长幅度是 1 千克。
第 20 周	关爱牙齿	如有在孕期治疗牙齿的计划，现在进行治疗比较安全。如果是一般的牙龈肿胀、出血、龋齿等情况，就要做好日常口腔清洁。

孕期需要进行的测量包括身高测量、体重测量、腹围测量、子宫底测量、血压测量及骨盆外测量等。其中，身高测量和骨盆外测量在初诊时进行，其他的测量在每次定期检查时进行。

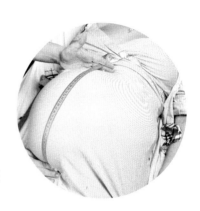

测量宫高是为了观察胎宝宝发育与孕周是否相符。若发现宫高间隔在两周都没有变化，则需到医院进行检查。

测量腹围是为了查看胎儿是否在正常成长。按怀孕周数的比率，腹围过大时，可能是双胞胎或羊水过多症等。

测量血压是为了检查有无高血压、低血压。如果血压升高，就会有妊娠中毒症的危险。

骨盆外测量可以判断能否自然分娩。但也不能说骨盆狭小的人就一定不能自然分娩，如果胎儿的头不是很大，自然分娩也不成问题，因此不要只看数字就悲观。

如何测量宫高	宫高测量的时间与腹围测量的时间相同。测量时，孕妈妈排尿后平卧在床上，然后家人用软尺测量从耻骨联合上缘中点至子宫底部最高点的距离，即为宫高。（耻骨联合的位置：阴毛覆盖区域的那部分骨头）
如何测量腹围	腹围测量一般从孕 20 周开始，每 4 周测量 1 次；怀孕 28 ~ 35 周则每 2 周测量 1 次；怀孕 36 周以后则每周测量 1 次。测量时，孕妈妈排尿后平卧在床上，然后家人用软尺绕腹围一周，这一周的长度就是腹围，然后将测量的结果记录下来与孕周标准相比较。测量时注意软尺要经过肚脐，也不能勒得太紧。

第139天 高龄孕妈，需要做羊膜腔穿刺吗

- 了解羊膜腔穿刺术

羊膜腔穿刺是目前常用的一种产前诊断技术。穿刺时，医生在超声波探头的引导下，用一根细长的穿刺针穿过腹壁、子宫肌层及羊膜进入羊膜腔，抽取 20 ~ 30 毫升羊水，通过检查其中胎宝宝细胞的染色体、DNA、生化成分等，以确诊胎宝宝是否有染色体异常以及某些能在羊水中反映出来的遗传性代谢疾病。

- 哪些孕妈需要做羊膜腔穿刺

1. 年龄在 35 岁以上的孕妈妈。

2. 本人或直系亲属曾生育先天缺陷儿。

3. 母血筛查唐氏综合征结果无异常的孕妈妈。

4. 家族中有遗传性疾病的孕妈妈。

5. 本人或配偶有遗传性疾病的孕妈妈。

6. 本人或配偶有染色体异常的孕妈妈。

7. 本次怀孕疑似有染色体异常的孕妈妈。

8. 习惯性流产的孕妈妈。

- 羊膜腔穿刺时间和流程

如果需要做羊膜腔穿刺术，最好在孕 18 ~ 23 周进行，此时羊水量等指标方便检查。

正式抽取羊水时，医生会用超声波为你检查，确定怀孕周数和胎宝宝的大小、位置、数目等。然后找出合适下针的位置，在皮肤上进行消毒，并盖上无菌单，抽取适量的羊水。抽完后孕妈妈先稍坐休息一会，如果没有不适就可以回家了。

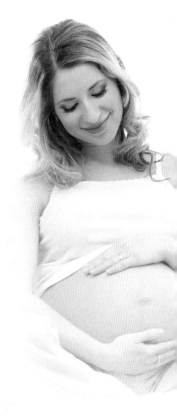

第140天 抚摸胎教——手心的交流

此时可以在孕妈妈腹部明显地触摸到胎儿的头、背和肢体，这时可进行抚摸胎教。孕妈妈本人或者丈夫用手在孕妈妈的腹壁轻轻地抚摸胎儿，引起胎儿触觉上的刺激，以促进胎儿感觉神经及大脑的发育。抚摸胎教是促进胎儿智力发育、加深父母与胎儿之间情感联系的有效方法。

具体方法是：孕妈妈排空小便，躺在床上，全身尽量放松，在腹部松弛的情况下来回抚摸胎儿，可以用一个手指轻轻按下再抬起。开始时，有的胎儿能立即作出反应，有的则要过一阵才有反应。如果此时胎儿不高兴，便会用力挣脱蹬腿反抗，碰到这种情况就应马上停止。

过几天后，胎儿对母亲的手法习惯了，母亲用手按压、抚摸时，胎儿就会主动迎上去。当母亲已能分辨出胎儿的头背时，抚摸应从胎儿头部开始，然后沿着背部至臀部至肢体，轻柔有序。

抚摸胎教可在每晚临睡前进行，每次抚摸以5～10分钟为宜。抚摸胎教可与数胎动及语言胎教结合进行，这样既落实了围产期的保健，又使父母及胎儿的生活妙趣横生。

准父母在进行抚摸胎教时，抚摸及按压动作一定要轻柔，以免用力过度引起意外。抚摸后，可用双手轻轻推动胎儿在宫内"散步"，这样反复锻炼，可以使胎儿建立起有效的条件反射，并能增强其肢体肌肉的力量。

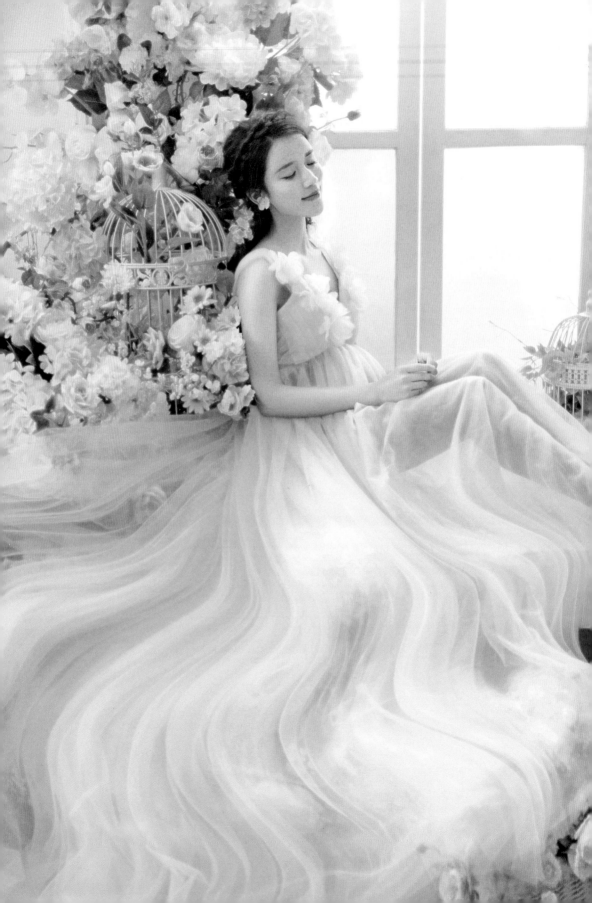

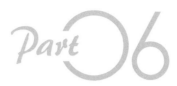

Part 06

孕6月——
"孕味"十足的美好时光

圆滚滚的肚皮显得"孕味"十足了。

这段时间，胎宝宝也在努力地成长呢。

听！胎宝宝的心跳声强劲又有力，

开始在妈妈的子宫里吮手指、蹬脚丫、踢肚皮。

现在，胎宝宝还像个皱巴巴的粉色"小老头"，

但不久之后就会长成圆滚滚的小可爱了。

他爸，宝宝能听见你说话了

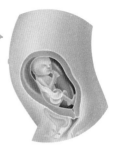

第141~142天 胎宝宝像个粉红色的"小老头"

时间	胎宝宝在子宫内的变化
孕21周	这个时候小家伙看上去滑溜溜的，他的身上覆盖了一层白色的、滑腻的物质，这就是脂胎。它可以保护宝宝的皮肤，以免在羊水的长期浸泡下受到损害。不少宝宝在出生时身上还残留着少许的白色脂胎。
孕22周	这一周胎宝宝身长已经长到19厘米左右，体重大约有350克。小家伙的皮肤是红红的，为了方便皮下脂肪的生长，上面皱皱的。胎宝宝眉毛和眼睑已充分发育，小手指也已经长出了娇嫩的指甲。
孕23周	皮肤红红的，而且皱皱的，样子像个粉色的"小老头"。皮肤的褶皱是为了给皮下脂肪的生长留有余地。嘴唇、眉毛和眼睫毛已清晰可见，视网膜也已形成，具备了微弱的视觉。胰腺及激素的分泌处于稳定的发育过程中，牙龈下面乳牙的牙胚也开始发育了。
孕24周	24周的胎宝宝大约有820克、30厘米长。除了听力有所发展外，呼吸系统也正在发育。尽管他还在不断吞咽羊水，但是通常并不会排出大便（那得等到出生以后了）。 6个月时胎宝宝的听力几乎和成人相等。外界的声音都可以传到子宫里，但是胎宝宝喜欢听节奏平缓、流畅、柔和的音乐，讨厌强、快节奏的音乐，更害怕各种噪声，胎动也越来越明显。

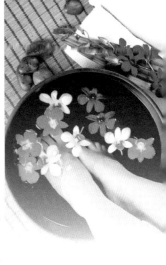

第143~144天 "孕"味渐浓的奇妙变化

本月孕妈妈子宫继续增大，子宫底已高达腹部，孕妈妈自己也能由此判断出增大的子宫。另外乳房也在继续增大，孕妈妈要及时更换大小合适的文胸。此时孕妈妈的乳腺功能发达，挤压时会流出带黏性的黄色稀薄乳汁。不少孕妈妈还会发现原来凹进去的肚脐不知道什么时候变平了，或者变得向外凸出了。

本月开始，孕妈妈的体重大约将以每周250克的速度迅速增长；与之同步的还有孕妈妈体形的迅速变化，腰部开始明显长粗，同时由于子宫增大和加重，腹部也随之向前日益凸出，为了保持身体平衡，孕妈妈不得不将肩部和头部向后仰，身体重心向前移，由此出现孕妇特有的状态。

腿部抽筋也可能困扰不少孕妈妈。针对这一情况，孕妈妈不妨每晚睡前用热水泡泡脚，让宝爸帮忙给小腿按按摩；坚持左侧卧位，不仅能供给胎儿较多的血液，还能有效缓解部分孕妈妈可能出现的腹痛；睡觉时可以将脚稍稍垫高些。

日益撑大的腹部不仅会带来妊娠纹，还会导致肌肤干痒、缺乏弹性，可能造成孕妈妈腹部皮肤瘙痒。此时涂抹一些保湿乳液轻轻按摩至吸收，能有效缓解孕妈妈腹部皮肤瘙痒。不少孕妈妈会有后背发麻症状，不过大部分孕妈妈在产后都会康复。孕期后背发麻可通过休息、锻炼等方法调适，如果这种症状持续存在，孕妈妈则需及时就医孕检，谨防先兆流产或其他专科疾病。身体的变化、怀孕的压力、睡眠质量不好等可能会使孕妈妈头疼头晕。此时孕妈妈要放松心情，保证充足睡眠；室内要加强空气流通，保证湿度适宜；放宽心态，避免给自己过多压力，找好友聊聊天是个不错的选择。

录制胎心音，和准爸爸一起听

· **胎宝宝的心跳强劲又有力**

胎心音就是胎宝宝的心跳声。最早在孕 6 周时，胚胎的心脏就开始有规律地自主跳动和供血了，但只有通过 B 超才能查到。到孕 18 周时，通过听诊器在腹部就能听到胎心音。24 周前，胎心的位置在肚脐与耻骨联合之间，24 周以后随胎位不同而不同。

正常的胎心音应为每分钟 120 次～ 160 次。低于 120 次或高于 160 次，都应警惕胎宝宝是否存在缺氧。

· **奇特的胎心音**

正常情况下，无论在医院还是自己在家里用胎心仪听，都能听到"咚咚"的声音，和我们大人的心跳声差不多，只不过速度要快很多。另外，胎宝宝睡着的时候，胎心音就会小一点，而醒着的时候则要大一点；而且怀孕月份越大，胎心的声音就会越大、越清晰。

· **快来录制胎心音吧**

从能够听到胎心音开始，以后的每次产检，听胎心就是一项重要的产检内容。孕妈妈在产检时可以让医生给你听听，如果医生允许的话，孕妈妈可以用手机将胎心音录制下来，这样在家里也能和准爸爸听到宝宝美妙的"歌声"了。

不过为了避免电磁波辐射影响仪器的正常工作，医生一般不会允许孕妈妈将手机带进检查室。不过孕妈妈也可以在家自己录制胎心音。

准备一台电脑、胎心仪、耳机，并下载一个录音软件，准备好之后，先用胎心仪找到胎心的位置，然后取下插在上面的耳机线，将胎心仪配的录音线一头接在原耳机的位置，另一头插在电脑"mic"的接口上，打开录音软件，就可以开始录制胎心音了。如果录好的胎心音有杂音，可以点菜单中的"效果"—"滤波器"—"降噪"，这样就可以听到纯净的胎心音了。

孕期营养——
馋嘴妈妈饱口福

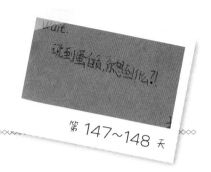

第 147~148 天

孕 6 月的饮食指导

　　这个月胎儿发育已趋向成熟，骨骼的发育需从母体摄入大量的钙质，因此这个月孕妈妈的食谱应安排富含钙质的高能量饮食，还要适量增加铁质。可以服用如硫酸亚铁、富马酸亚铁、维生素 C、钙片等，但需在医生的指导下服用。

　　孕妈妈要做到饮食有规律，即三餐要定时、定量、定点。最佳的吃饭时间应为早餐 7 ~ 8 点，午餐 12 点，晚餐 6 ~ 7 点，吃饭时长以 30 ~ 60 分钟为宜。进食时，心情要愉快，态度要从容，注意尽量不受外界干扰。为防治便秘，也要常吃富含纤维素的蔬菜水果。

一天的饮食安排

	早 餐	午 餐	晚 餐
主食	鸡蛋粥 2 小碗，或馒头夹火腿 3 个（150 克左右），牛奶 450 毫升。	米饭 2 小碗，或小花卷 2 ~ 3 个（约 200 克）。	米饭 2 小碗，或豆沙枣泥包 3 个（约 150 克）。
菜肴	大拌菜 1 盘，酱瘦肉 100 克。	珊瑚白菜，蛋皮包什锦，鲜柠檬蒸鱼，紫菜冬瓜肉片汤。	鸭血烩豆腐，栗子炖猪蹄，砂锅土豆，西蓝花炒鲜鱿。
水果	橘子 2 ~ 3 个。	甜柚 1 个（约 100 克）。	品种可根据自己的口味选择，约 200 克。

第149~150天 DHA 的补充不可少

• **科学补充 DHA**

DHA、EPA 和脑磷脂、卵磷脂等物质合在一起被称为"脑黄金"。其中DHA 是一种不饱和脂肪酸，存在于多种组织器官中，是构成细胞膜尤其是神经系统细胞膜和视网膜的重要组成成分，对胎儿大脑和视网膜的发育至关重要。

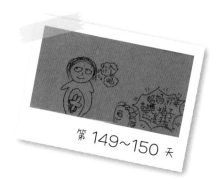

第 149~150 天

对于孕妇来说，"脑黄金"有着很重要的双重意义。首先，"脑黄金"能预防早产，增加婴儿出生时的体重。服用"脑黄金"的孕妇妊娠期较长，与一般产妇相比，早产率下降 1%，产期平均推迟 12 天，婴儿出生体重平均增加 100 克。其次，"脑黄金"的充分摄入能保证婴儿大脑和视网膜的正常发育。

DHA 是优化胎儿大脑锥体细胞磷脂的构成成分。特别是在胎儿满 5 个月后，如果人为地刺激胎儿的听觉、视觉、触觉，会引起胎儿大脑皮层感觉中枢的神经元增长更多的树突，这就需要母体同时供给胎儿更多的 DHA。DHA 不仅对胎儿大脑发育有重要影响，而且还有助于视网膜光感细胞的成熟。就是说，DHA 能令宝宝大脑聪慧、眼睛明亮。

DHA 可从海洋食品中获得少量，特别是海鱼类，还有鸡、鸭、鸡蛋等，或通过专业营养品补充。

• **补充 DHA 的最佳时间**

鱼油类 DHA 制品。在孕中晚期至胎儿出生后 6 个月内服用效果较佳。这个时期是胎儿大脑中枢的神经元分裂和成熟最快的时期，也是对 DHA 需要量最多的时期。

α－亚麻酸营养品。在孕晚期至胎儿出生后 6 个月内服用效果较佳。此时孕产妇可利用母血中的 α－亚麻酸合成 DHA，然后通过血液或乳汁输送给胎儿。

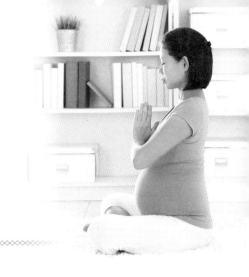

孕期生活——
举手投足更要注意啦

第151~152天 锻炼骨盆底肌肉，助力分娩

- 锻炼骨盆底肌肉的好处

　　1. 骨盆底肌肉的锻炼能够增加阴道肌肉的弹性，缩短分娩时第二产程的时间，加快会阴侧切或会阴撕裂伤口的愈合。

　　2. 帮助孕妈妈促进直肠和阴道区域的血液循环，加强对膀胱肌肉的控制，预防痔疮和压力性尿失禁。

- 如何找到骨盆底肌肉

　　紧闭并提拉阴道和肛门，感觉到收紧的那部分肌肉就是骨盆底肌肉。孕妈妈可以想象一下，当忍住放屁或在小便时突然中断尿流是一种什么感觉。

- 如何锻炼骨盆底肌肉

　　取站姿或坐姿，收紧骨盆底肌肉，默数 8 ~ 10 秒，放松几秒，然后再收紧。反复重复同样的动作。

　　练习过程中，要注意保持身体其他部位放松，不要收紧腹部、大腿和臀部。可以将手放在肚子上，这样可以帮助确认腹部肌肉是否处于放松状态。

- 多长时间锻炼一次

　　孕妈妈可以在一天当中分多次来练习，比如每天做 3 次，每次 3 ~ 4 组，每组 10 次。刚开始时不要急于做太多，随着肌肉弹性的不断增强，可逐渐增加每天锻炼的次数，并延长每次收紧骨盆底肌肉的时间。

小两口一块去上孕妇学习班

· 孕妇学习班教你做妈妈

孕妇学习班能够为孕妈妈讲解一些孕产知识。在孕早期，孕妇学习班会为孕妈妈讲解孕期的保健、营养和服药知识，以及如何预防感冒等小疾病、监测胎动、识别先兆流产等知识；在孕晚期开始讲解如何照顾新生儿、母乳喂养等知识，帮助孕妈妈对整个孕期有一个系统的把握；还可以和其他孕妈妈相互交流经验，一定程度上消除自己的恐惧感和孤独感。

· 挑选合适的孕妇学习班

医院的孕妇培训课程：好处是讲师一般为本医院的妇产科医生，她们经验比较丰富，能够从实际出发，为孕妈妈的孕期生活中遇到的问题做指导，但一般都是一些较为普遍的基本知识，内容比较单一，可选择的课程也较少。

社会上开设的孕妇培训班：课程内容比较丰富，除了一些基础孕产知识，还开设诸如孕妇瑜伽、孕妇体操之类的课程，孕妈妈可以根据自己的兴趣进行选择，但比较烦人的是其中可能会有产品推销，使孕妇培训课变成产品推销会。

· 准爸爸也上学习班

别以为孕妇学习班只是孕妈妈的专利，准爸爸也可以上，而且还很有必要。准爸爸可以在孕妈去上学习班时陪同前往，看看其他孕妈的情况或者和在外等候的其他准爸爸做一下交流，对更好地照护孕妈妈很有帮助。可以挑选有专门针对准爸爸开展课程的孕妇学习班，在孕期小两口一块去上孕妇学习班。

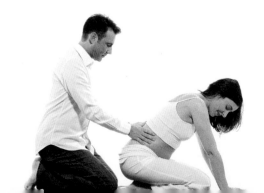

第155~156天 大肚孕妈的洗发妙招

- **根据发质洗头**

中性发质：2 ~ 3 天洗一次头即可，洗得太勤反而对头发不好。购买洗发护发用品时也不需要特别挑选去油或滋润配方的，可以使用婴幼儿专用的洗发水，这类洗发水性质比较温和，对皮肤和头发的刺激相对较小。

干性发质：头发的吸水和保水能力差，摸起来粗粗的、干干的，甚至一折就断，建议使用温和的洗发水，并使用护发素进行润发。另外还要拉长洗发时间间隔，3 ~ 5 天洗一次头即可。

油性发质：头发容易出油，脏得很快，经常要洗头，可 1 ~ 2 天洗一次。洗头时不要将洗发水直接倒在头发上，而是要在手中揉出泡沫后再清洗头发，护发素也不要涂抹在发根部位。

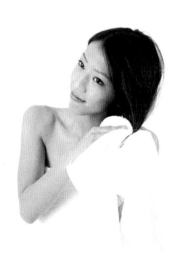

- **省力的洗发姿势**

随着肚子逐渐变大，孕妈妈就不适合弯着腰洗头了，这时可以坐在带有靠背且坐下来膝盖可以弯成 90° 的椅子上，头往前倾，用喷头慢慢冲洗头发。如果自己动作不便，可以让准爸爸来帮忙。

- **洗发步骤和动作**

先倒着把头发疏通，梳理时切忌用力拉扯，然后用清水冲洗头发上的灰尘、污垢。洗发时将适量洗发水倒在手上，加水揉搓出泡沫，均匀涂抹在头发上，用指腹轻轻按摩头皮，不要用指尖抓挠，按摩后停留 5 分钟，然后用温水擦洗干净。

保护过度	妻子怀孕了，特别是在肚子明显隆起的孕中期，准爸爸会特别关心孕妈妈。准爸爸认为孕妈活动越少越安全，吃得越多越营养，家务活儿全包下来，什么也不让妻子干，甚至有的还不让妻子上班，担心被挤着、碰着。 其实孕妈妈活动过少，会使体质变弱，不仅增加难产的发生率，还不利于胎宝宝的生长发育。因为胎宝宝生长发育需要新鲜空气和阳光照射，长期关在室内对母子健康十分不利。据专家分析：当前剖宫产比例显著增加，主要是由于孕妈妈营养过剩，致使胎宝宝过大，加上孕期体力活动过少，腹肌收缩力减弱，分娩时产力不足。这正是丈夫过度保护的结果。
保护不够	有一部分丈夫在妻子的生活、饮食和家务劳动上很少关心，特别是精神上的关心和体贴不够。有的甚至施加精神压力，经常对怀孕的妻子说"这回可一定给我生个大胖小子"，害得孕妈妈吃不香、睡不实，总是提心吊胆，怕将来生下女孩。精神长期处于紧张和压抑的状态，这对孕妈妈的伤害非常大。 孕妈妈在怀孕期间，特别需要亲人的关怀、爱护。丈夫的亲切笑脸、暖心的话语，都会在孕妈妈身上化为精神力量。
不良嗜好	研究表明，丈夫如果有吸烟的嗜好，在孕妈妈面前经常吞云吐雾，烟雾中的有毒物质会通过孕妈妈的呼吸道进入血液，再经胎盘进入胎宝宝体内，影响胎宝宝的正常发育，容易发生流产、畸胎和低体重儿。

怀孕之后，不少妈妈会因为肚子鼓鼓胀胀而感到不舒服，连胃口也跟着变差了。胀气不但影响妈妈的心情，还可能让宝宝营养不足。但是也不用太担心，孕期胀气只是暂时的。

孕早期	孕早期的胀气为激素分泌改变所致。大部分的孕妈妈，胀气最严重的时候，就是在怀孕后的前3个月，还会并发一些恶心、呕吐的症状，过了这段时间就会慢慢减轻。
怀孕中后期	子宫扩大，压迫到肠，使肠蠕动减缓，如果孕妈妈本身就易有肠胃方面的不适，如便秘、胀气、肠蠕动能力较差，或是肠胃炎、胃酸过高，甚至是胃溃疡等疾病，孕期胀气的时间会持续较久，持续到怀孕五六个月。
34周后症状逐渐减轻	怀孕后期的胀气和前期的胀气不同。前期是因为胃胀气、肠蠕动变差造成的，进入孕晚期，子宫扩大，宝宝开始压迫到腹部上方，也就是上肠胃道，包括胃、十二指肠的部位。所以在怀孕34周之前（子宫扩大时），吃的食物太多或太油腻，就会有想吐、胃痛的症状；但是孕34~36周，胎宝宝会逐渐下降到骨盆，孕妈妈则有松了一口气的感觉。

爱心提示

通过按摩可以缓解胀气，但注意千万不要按摩到腹部中央的子宫。

静脉曲张的预防和缓解方法

静脉曲张的症状	静脉曲张表现为孕妈妈小腿、大腿及外阴处静脉扩张突出，冒出蓝色或红色、宛如蚯蚓样的扭曲血管伏在皮肤上，或者像树瘤般的硬块结节。当静脉曲张发生在外阴时，孕妈妈一坐便会疼痛，而且站立的时间越长就越感到不舒服。 孕妈妈发生静脉曲张时，轻者造成腿部疼痛酸麻，重者造成静脉栓塞或血栓性静脉炎等危险情况。一般情况下，静脉曲张在产后会慢慢恢复正常。也有一些孕妈妈虽然出现下肢血栓性静脉炎，却完全没有不适的症状。
产生原因	出现静脉曲张是由于孕妈妈体内内分泌的作用，使静脉发生了变化，静脉瓣膜的功能和血管周围肌肉的保护作用受到破坏。随着子宫的增大，流向子宫的血流量也会随着增多，这时静脉压力就会升高，下腔静脉的压力也会相应升高，从而导致静脉壁扩张而扭曲，这样就形成了静脉曲张。
重在预防	1. 孕妈妈要适度运动，养成每天步行半小时的习惯，这样可以帮助血液循环；不要穿高跟鞋或长筒靴，在家时可以穿拖鞋或赤脚，这样可使肌肉得到锻炼。 2. 不要提过重的物品，以免加重身体对下肢的压力。 3. 尽量减少增加腹部压力的因素。如患有咳嗽、便秘等，应该尽快治疗；去厕所的时间也不宜过长。
如何缓解	1. 妊娠早期已有静脉曲张者，应尽量避免长时间站或坐，多休息。坐时两腿避免交叠，卧床时要抬高下肢及臀部，以促进静脉回流。 2. 下肢用弹性绷带包扎，显著的外阴部静脉曲张用泡沫橡皮垫支撑，可减轻静脉曲张程度。

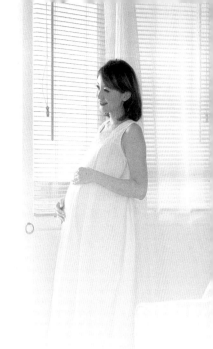

第162天 举手投足要更注意啦

• 保持站立时

如果孕妈妈的工作性质需要长时间站立，这会减缓腿部的血液循环，导致水肿以及静脉曲张。孕妈妈必须定期让自己休息一会儿，坐在椅子上，把双脚放在小板凳上，这样有利于血液循环和放松背部。

• 俯身弯腰时

孕6月后孕妈妈要尽可能减少俯身弯腰的动作，以免给脊椎造成过大的压力。如果孕妈妈需要从地面拾起什么东西，应该轻轻蹲下，再缓缓站起。

• 起床和站立时

孕妈妈往往觉得侧卧更舒适些，为了让全身的体重分配得更均匀，最好在膝盖之间垫上小枕头。起身时要缓慢，以免腹腔肌肉过于紧张。仰躺着的孕妈妈起身前要先侧身，肩部前倾，屈膝，然后用肘关节支撑起身体，盘腿，以便腿部从床边移开并坐起来。

• 坐着的时候

孕妈妈正确的坐姿是要把后背紧靠在椅子背上，必要时还可以在腰部放一个小枕头。如果孕妈妈是坐着工作的，最好每隔半小时放松一下，起来走走，这样会有助于血液循环，还可以预防孕期多发的痔疮。

第163天 如何应对职场中身体出现的状况

孕妇在职场要比辞职在家承受更多工作上的压力和身体上的负担，工作起来总是感到力不从心，打不起精神。那么面对一些尴尬处境时，孕妈妈该怎么做呢？

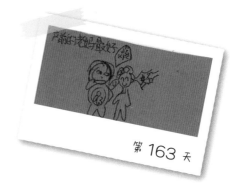

第 163 天

- **犯困时**

  每天到了下午两三点，孕妇总是全身绵软无力，眼皮变得很沉，什么事情都做不了，非常想睡觉，特别在怀孕初期，容易疲倦，这是很多孕妇常常会碰到的状况。此时孕妇可以选择在状态好的时段把一天中比较重要的工作完成，并把疲倦嗜睡的情况向上司及周边同事都讲一讲，没必要硬撑，想睡就睡。如果公司有空闲的小会议室，孕妇可以在里面准备一把躺椅，休憩片刻是最好的；如果没有，可以戴上小耳塞，在自己的座位上闭上眼睛休息，千万不要趴在桌子上睡，这样会压到宝宝。孕妇只要能小睡 20 分钟左右，状况就能得以改善。只有劳逸结合才能更好地工作，这样对胎宝宝和自己的身体也是很有好处的。

- **眼睛累，无法集中注意力时**

  怀孕后，孕妇的眼睛特别容易累，如果工作时经常要看电脑，眼睛很酸涩，注意力难以集中，工作时容易发生差错。此时该怎么办呢？当感觉眼睛很累时，如果滴眼药水会对宝宝造成影响，那么，孕妇应该工作一段时间后就休息一下，起来活动活动，不要等到累了再休息，在感到累之前预先休息是提高工作效率的好方法。还要尽量让自己坐得舒适，把办公室的椅子调到舒服的高度，在腰、背后放上舒服的靠垫，不要弯腰驼背，头和身体要同电脑屏幕保持一定的距离，不要离得太近，保持正确的坐姿，那么眼睛也就不会容易觉得累了。

孕期课堂——
准爸爸妈都要知道的孕期知识

第164天 孕6月的产前检查

此月的产前检查，孕妈妈可能会做的项目有：

检查胎宝宝的尺寸和身高

体重及血压检查

验尿

进行葡萄糖耐量试验，检测是否存在妊娠葡萄糖不耐症

做阴道分泌物培养及筛查，以确定是否感染B型链球菌（寄生在阴道的菌种）

听胎宝宝的心跳

必要时，可通过超声波看看胎宝宝

与医生讨论你的感觉和关心的问题

孕6月主题

时间	关键词	详细解答
第21周	数胎动	本月开始，应每天进行胎动监测，通过胎动掌握胎宝宝的健康状况。
第22周	常散步	胎宝宝神经细胞发育旺盛，孕妈妈要常散步，让胎宝宝倾听外部世界，这对胎宝宝的神经是个良好的刺激。
第23周	胎心监护	去医院做胎心监护，或在家通过家庭胎心监护仪，掌握胎宝宝的健康状况。
第24周	乳房护理	注重乳房的护理，为以后哺乳做好准备。

第165天 妊娠糖尿病的防治

• 什么是妊娠糖尿病

妊娠糖尿病是指原来并没有糖尿病的女性，在妊娠期间却发生葡萄糖耐受性异常，其发生率为 1% ~ 5%。这主要是由于孕妈妈体内分泌的肾上腺皮质等激素能够和胰岛素对抗，胎盘也会分泌一些抗胰岛素的物质，这使得胰岛功能失调，从而导致孕妈妈患上妊娠糖尿病。

• 糖尿病对母体有哪些危害

在妊娠前就患有糖尿病的孕妈妈，妊娠后可能发生很多并发症，如肾脏病变、神经病变以及视网膜病变等。孕妈妈患有妊娠糖尿病则会使其新陈代谢异常，高血糖造成血中酮体增高，从而引起酸中毒，还可能使孕妈妈泌尿系统受到感染。

• 糖尿病对胎儿有哪些危害

由于受孕妈妈的影响，妊娠糖尿病可能会引起胎宝宝先天性畸形、新生儿血糖过低而猝死、羊水过多、早期破水、早产等，胎儿还有可能会在子宫内因为缺氧而死在腹中。

• 妊娠糖尿病患者应如何安排饮食

控制饮食是治疗妊娠糖尿病的主要方法，其饮食原则是营养素的供给量既能满足孕妈妈和胎宝宝的生长发育需要，又不引起餐后血糖过高。因此，妊娠糖尿病患者的饮食应注意如下几点：

1. 不要食用含糖量高的食物，否则会导致血糖过高，加重孕妈妈的病情或产生巨大儿。

2. 适当地增加碳水化合物的量，蛋白质的供给也要充足，要与妊娠期相同的正常孕妈妈的每日蛋白质的进食量基本相同或略微高一点。

3. 每天进食 4 ~ 6 次，睡觉前必须进食 1 次，以保证供给胎儿的需要，防止夜间发生低血糖。还要多食用一些豆制品，增加植物蛋白质。

音乐胎教正是好时机

· 有目的地训练宝宝的听力

胚胎学研究证明，胚胎从第 8 周开始神经系统初步形成，听神经开始发育。当胎宝宝发育进入 5 ~ 7 个月时听力完全形成，能分辨出各种声音，并在母体内做出相应的反应。胎宝宝通过辨别不同的声响，表现出对自己母亲的声音特别敏感。

研究者让孕 5 月的孕妈妈每天给胎宝宝朗读一篇故事，直到胎宝宝出生，当胎宝宝出生后进行声音试验：先准备两篇韵律完全不同的儿童读物，一篇是孕妈妈曾经给胎宝宝朗读的故事，一篇是婴儿在母亲体内没听过的故事。结果这些婴儿完全选择了他们出生前听过的故事。

研究还发现，如果胎宝宝喜欢听某种声音，就会表现得安静，而且胎头会逐渐移向孕妈妈腹壁；如果听到不喜欢听的声音，胎头就会马上扭开，并用脚踢孕妈妈的腹壁，表示不高兴。

以上事实均说明胎宝宝在未出生前已经具备听力。

· 用正确的方式进行音乐胎教

声源距离：应选择在空间较大的环境中进行，注意不要离声源太近，也不要直接将音响的扬声器放在腹壁上。胎宝宝在母体内一直是漂浮移动的，如果孕妈妈直接将音响的扬声器放在腹壁上，此时胎宝宝若正好是耳道贴着孕妈妈腹壁的话，声波就会直接进入母体内胎宝宝的耳道，幼嫩的耳道直接受到高频声音的刺激，极易导致其耳蜗及听觉神经损伤，引起听力障碍及耳聋。

胎教时间：每次音乐胎教的持续时间以 5 ~ 10 分钟为宜，不要太久。

音乐选择：应挑选节奏柔和、舒缓的音乐，如古典音乐。像一些节奏起伏比较大的交响乐，尤其是摇滚乐、迪斯科舞曲等刺激性较强的音乐，都不适合孕妈妈和胎宝宝听。

从打算要一个宝宝开始，你可能就希望对孕期有一个整体的了解，那么下面的数据也许会帮你对整个孕期有一个大概了解。

孕妈妈该知道的孕程数字

胎儿在母体内生长的时间	40 周，即 280 天
预产期计算方法	末次月经月数上加 9 或减 3，日子加 7
早孕反应出现时间	停经 40 天左右
妊娠反应消失时间	妊娠第 12 周左右
自然流产发生时间	大多数发生在怀孕前 3 个月内，流产率约为 15%
人工流产时间	停经后 2 个半月内，7～9 周最适宜
早产发生时间	妊娠第 28～37 周
自觉胎动时间	妊娠第 16～20 周
胎心音正常次数	每分钟 120～160 次
胎动正常次数	每 12 小时 30～40 次，不应低于 10 次。早、中、晚各测 1 小时，将测得的胎动次数相加乘以 4，即一天的胎动次数
过期妊娠超过预产期天数	超过预产期 14 天
临产标志	见红、阴道流液、腹痛，每隔 5～6 分钟子宫收缩 1 次，每次持续 30 秒以上
产程时间	初产妇 12～16 小时，经产妇 6～8 小时

办理准生证，要趁早

准生证是宝宝来到这个世界前的"临时身份证明"，办理准生证也叫"建小卡"，一般在孕中期进行办理，但办下来的时间可不短，因此早点办好准生证更好。

- 备齐所需证件

1. 你和准爸爸的户口本和复印件（需要复印户主页和本人页）。

2. 你和准爸爸的身份证和复印件（正反面都要复印）。

3. 你和准爸爸的结婚证和和复印件。

4. 你和准爸爸的近期免冠一寸照片各数张。

- 申请办理流程

第一步	需要准备
在准爸爸户口所在地填写申请表格，并开具准爸爸的《婚姻状况证明》，盖上居委会（村委会）和计生办的公章。	你和准爸爸两人的身份证、户口本、结婚证原件和复印件。
第二步	需要准备
到你的户口所在地开具你的《婚姻状况证明》和《流动人口生育证明》，盖上居委会（村委会）和计生办的公章。	你和准爸爸两人的身份证、户口本、结婚证原件和复印件；你的一寸近照；结婚证照片。
第三步	需要准备
到准爸爸户口所在地计生办领取《准生证》，并盖上居委会（村委会）、计生办和准爸爸档案所在地的公章。	申请表格；你和准爸爸两人的身份证、户口本、结婚证原件和复印件；准爸爸的《婚姻状况证明》；你的《婚姻状况证明》和《流动人口生育证明》。

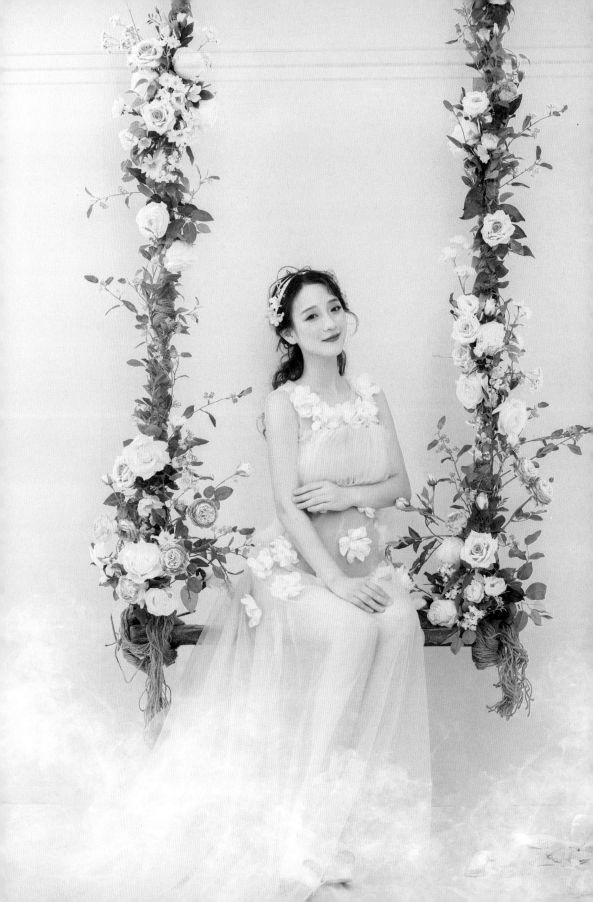

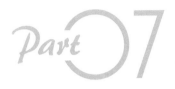

孕 7 月——
照护好大腹便便的日子

到孕 7 月，不少孕妈妈已经是大腹便便，

行动没那么利索，睡觉翻身也变得艰难。

胎宝宝开始有了跟妈妈一样的睡眠周期。

这个时期是胎宝宝大脑发育的高峰期，

孕妈妈要规律作息，多摄入健脑益智食品，

孕育一个聪明又健康的宝宝。

胎宝宝，做着甜甜的梦

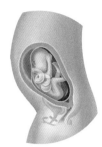

第169~170天 胎宝宝有了自己的睡眠周期

到本月，胎宝宝的眼睛已经能够睁开了，如果用手电筒照射孕妈妈的腹部，胎宝宝会自动将头转向发光源。孕7月，胎宝宝还有哪些变化呢？

时间	胎宝宝在子宫内的变化
孕 25 周	此时胎宝宝体重稳定增长，皮肤很薄而且有不少皱纹，几乎没有皮下脂肪，全身覆盖着一层细细的绒毛。身体在妈妈的子宫里已经占据了相当多的空间，开始充满了子宫。
孕 26 周	胎宝宝现在体重在 750 克左右，身长约为 32 厘米。这时皮下脂肪开始出现，全身覆盖着一层细细的绒毛。
孕 27 周	27 周的胎宝宝可以看到胎头上长出了短短的胎发。男孩的睾丸尚未降下来，女孩的小阴唇已开始发育。这时胎宝宝的听觉神经系统已经发育完全，对外界声音刺激的反应更为明显；气管和肺部还未发育成熟，但是呼吸动作仍在继续。
孕 28 周	这个月的胎宝宝重达 1300 克，35 厘米长。他的眼睛既能睁开又能闭上，而且已形成自己的睡眠周期，醒着时，他会踢踢腿、伸懒腰，甚至会吮吸自己的大拇指。大脑活动也非常活跃，大脑皮层开始出现一些特有的沟回，脑组织快速增殖；胎宝宝的小鼻子现在已有了嗅觉，对子宫内的气味能够留下深刻的记忆。

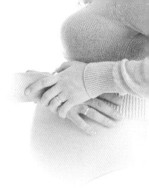

第171~172天　奇怪，胎动好像不一样了

有些孕妈妈会突然感觉到胎动异常，这和以下的因素有关：

• 胎动突然减少

可能原因：孕妈妈发烧

孕妈妈的体温如果持续过高，超过 38℃，就会使胎盘、子宫的血流量减少，小家伙也就变得安静许多，所以为了宝宝健康着想，孕妈妈需要尽快到医院，请医生诊治。

怀孕期间，孕妈妈要注意休息，特别要注意避免感冒；有流行性疾病发生时，要避免去人多的地方。

• 胎动突然加快

可能原因：受到激烈的外伤

一旦孕妈妈受到严重的外力撞击，就会引起胎宝宝剧烈的胎动，甚至造成流产、早产等情况。因此孕妈妈应该少去人多的地方，以免被撞到，并减少大运动量的活动。

• 胎动突然加剧，很快停止

可能原因 1：胎盘早期剥离

这种情况多发生在怀孕中期以后，有高血压、严重外伤或短时间子宫内压力减少的孕妈妈多容易出现此种状况。症状有阴道出血、腹痛、子宫收缩、严重休克。

一旦出现这些状况，胎宝宝也会随即做出反应：他们会因为突然缺氧，出现短暂的剧烈胎动，随后又很快停止。

可能原因 2：脐带绕颈或打结

有上述情况出现时，孕妈妈会感觉到：胎动出现急促的运动，经过一段时间后又突然停止，这是胎宝宝发出的异常信号。一旦出现异常胎动的情况，要立即就医，以免耽误时间造成危险。

孕妈妈，
小心度过"围产期"

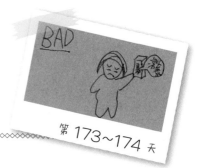

第173~174天 孕 7 月孕妈妈的生理变化

孕 7 月，孕妈妈的生理变化一览表

第 29 周	腹部皮肤紧绷，皮下组织出现断裂现象，而产生紫红色的妊娠斑。
第 30 周	下腹部、乳头四周及外阴部等处的皮肤有黑色素沉淀，妊娠褐斑也会非常明显。
第 31 周	宫底高度在肚脐与剑突之间，子宫上升到心窝部的下面一点，因此压迫心脏和胃，引起心跳加速、气喘或感觉胃胀，没有食欲。
第 32 周	身体沉重，行走不便，经常感到腰背及下肢酸痛。仰卧时，会因子宫的压迫而感到不舒服。

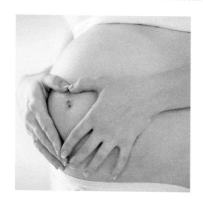

孕 7 月，孕妈妈的子宫又大了不少，从侧面看，肚子大得更明显了，子宫底上升至脐上三横指处。孕妈妈可能会感觉到精神状态又回到了孕早期，疲劳、头晕、尿频。由于胎宝宝的增大，腹部越来越沉重，腰腿痛更加明显，孕妈妈体内男性荷尔蒙增加，身上的体毛会更粗、更黑，会感觉到头发增多了，浓密并且有光泽。孕妈妈患妊娠糖尿病的很多，但别担心，只要在医生的指导下适当地用饮食或药物来控制病情，仍然可以生出健康的小宝宝。

警惕妊娠高血压综合征

妊娠高血压综合征简称"妊高征"，又叫"子痫前期"，是怀孕中晚期出现高血压、水肿、蛋白尿等一系列症状的综合征，严重时会出现抽搐、昏迷甚至死亡，严重影响母婴安全。

· 易患妊娠高血压疾病的人群

1. 初次怀孕时年龄小于 20 岁或大于 35 岁。

2. 双胎或多胎妊娠，以及羊水过多的孕妈妈。

3. 家族中有高血压史，尤其是孕妈妈的母亲有妊娠高血压综合征病史，则孕妈妈本人患妊娠高血压的概率就会比较大。

4. 患有原发性高血压、慢性肾炎、糖尿病合并妊娠的孕妈妈，发病率较高，病情也会更复杂。

5. 营养不良或体型矮胖（BMI>24），特别是伴有严重贫血的孕妈妈，都属于妊娠高血压的高发人群。

· 预防方法

坚持做产前检查。

注意休息：正常的作息、足够的睡眠、保持心情愉快对预防妊娠高血压有重要作用。采用侧卧以增加胎盘及全身器官的血流分布。不要久站，睡觉时将腿垫高，以利于血液循环。

注意血压和体重：平时注意血压和体重的变化。可每日测量血压并作记录，如有不正常情况，应及时就医。

均衡营养：勿吃太咸、太油腻的食物；多吃新鲜蔬菜和水果，适量进食鱼、肉、蛋、奶等高蛋白、高钙、高钾及低钠食物；每天坚持喝奶，有稳定情绪和降低血压的作用。

坚持体育锻炼：散步、太极拳、瑜伽等运动可使全身肌肉放松，促进血压下降。

第177~178天 发生假性宫缩时别紧张

• 假性宫缩是这种感觉

假性宫缩一般从孕 28 周开始出现，一直到真正分娩前，会连续发生多天。假性宫缩的发生比较频繁，且没有规律，间隔时间也长。最明显的表现就是腹部发硬、发紧，有下坠感，可能发生在睡觉时，也可能走着走着就开始宫缩。

假性宫缩时不会疼痛，也没有阴道流血或流水的情况出现，不会影响孕妈妈的正常生活和工作。

• 预防假性宫缩这么做

1. 保持轻松愉快的心情，紧张焦虑的情绪会引起孕妈妈意想不到的不适。

2. 在平时生活和工作中，不要使自己过分劳累。如长时间坐着或站着、走太远的路，这些情况都容易引起宫缩。

3. 不要经常摸肚子，因为不断地刺激腹肌和子宫也会引起宫缩。虽然适当的抚摸对腹中的胎宝宝有好处，但仍要注意适度。

• 鉴别异常宫缩

假性宫缩是一种很正常的现象，多数人在怀孕期间都会经历，但是如果孕妈妈的宫缩很频繁、间隔时间短，而且伴有疼痛、阴道出血等情况，就要及时到医院就诊了，以免出现早产。

• 宫缩频繁的内在原因

在某些情况下，宫缩频繁是子宫不稳定的表现，常见原因如下：

1. 子宫内有炎症、感染。

2. 子宫异常，如多角子宫、子宫肌瘤等。

3. 子宫过大（怀多胞胎或羊水过多）。

4. 孕妈妈的生活习惯不良，如抽烟、喝酒。

5. 孕妈妈年龄过小（小于 17 岁）或高龄（大于 35 岁）。

孕期营养——
补充有益胎宝宝发育的食物

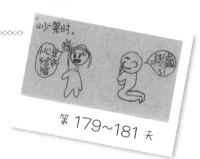

第179~181天 孕7月的饮食指导

第 179~181 天

这个时期胎儿需要大量的蛋白质，以使皮肤充满脂肪，孕妈妈则需要各种营养，特别是含铁丰富的食物来增加血容量和血红细胞，减轻贫血的症状。饮食要选择富含植物纤维和有润肠作用的食物，这样可缓解由于子宫压迫直肠而引起的便秘，如各种蔬菜、香蕉、红薯等。进入妊娠晚期后，应该控制饮水量，每天保持在1升以内为好。同时需要食用一些含碘丰富的食物，如各种海产品。其他营养素如胡萝卜素、锌、铜、镁、硒等也不可忽视。

一天的饮食安排

	早 餐	午 餐	晚 餐
主食	营养粥2小碗，素菜包子2~3个（约100克）或翡翠蒸饺适量。	米饭2小碗，或金银卷2~3个（玉米面、白面相掺，量约150克）。	米饭2小碗，或猪肉面1碗（量约150克）。
菜肴	肉片百合。	红烧牛肉，鲜虾豆腐，鲜鱼汤，鲜蔬杂锦。	五谷杂粮，酸甜白菜，骨头汤。
水果	香蕉2根。	可根据条件选择（量约200克）。	石榴1个。

补充 DHA 和 EPA，促进宝宝大脑发育

• DHA 和 EPA 是什么

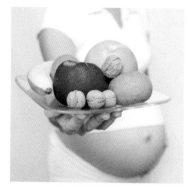

DHA 是一种不饱和脂肪酸，和胆碱、磷脂一样，都是构成大脑神经皮层神筋膜的重要物质，能促进大脑细胞特别是神经传导系统细胞的生长、发育，维护大脑细胞膜的完整性，促进脑发育，提高记忆力，故有"脑黄金"之称。

EPA 能够促进血液循环，促进体内饱和脂肪酸的代谢，降低血液黏稠度，预防心血管疾病。EPA 和 DHA 同时补充，可促进胎宝宝智力发育，还可有效减少早产的发生。

• 该补 DHA 和 EPA 了

怀孕 6 个月以后是胎宝宝大脑中枢的神经元分裂和成熟最快的时期，对 DHA 和 EPA 的需求量也最大，所以从这个时期开始，孕妈妈就需要专门进行补充 DHA 和 EPA，DHA 的每日摄取量至少为 200 毫克。

• 如何补充 DHA 和 EPA

1. 深海鱼类：深海鱼类和贝类的脂肪含有大量的 DHA 和 EPA，且容易被身体吸收，孕妈妈平时可适当吃一些金枪鱼、鲑鱼、三文鱼等深海鱼。

2. 海藻类：藻类 DHA 的含量和纯度更高，且 EPA 含量极低，不用担心 EPA 摄入过量。

3. 孕妇奶粉和营养补充剂：市面上出售的孕妇奶粉、鱼油和海藻胶囊都含有 DHA 和 EPA，且配比更科学，服用更方便，在购买时要选择适用于孕妈妈的营养制剂。

4. 坚果类：核桃、榛子等坚果和橄榄油、亚麻油等植物油中所含的亚麻酸，能够在体内转化为 DHA 和 EPA，也可以作为间接补充来源。

偏食孕妈妈的营养补偿方案

不爱吃菜	补偿方案
可能会缺乏维生素 C、膳食纤维及矿物质	日常饮食中多吃富含维生素 C 的食物，如橙子、草莓、猕猴桃等。补充叶酸和铁。叶酸每日补充 400 微克，铁每日补充 20 ~ 30 毫克为宜。

不爱吃肉	补偿方案
可能会缺乏蛋白质、B 族维生素	多摄取奶制品。每天喝 250 毫升牛奶或 125 克酸奶，也可以每天吃 2 ~ 3 块奶酪。 多食用豆制品。可以常吃大豆、豆腐、豆腐干、豆浆等。 选择全谷物粮食、鸡蛋和坚果。 可在早餐时选择全麦面包和麦片。

不爱喝牛奶	补偿方案
可能会缺钙	可以选择酸奶和奶酪。乳糖不耐症的孕妈妈可以选用羊奶。每天喝 1 杯孕妇配方奶粉。如果缺钙，可以在医生的指导下吃点钙片。

不喜欢吃鱼	补偿方案
可能会缺乏蛋白质、脂肪、矿物质及维生素 D、维生素 A	食用鱼油；用坚果作为加餐。 做菜时选用多种植物油，如大豆油、菜子油、橄榄油。孕期每日用油 60 毫升为宜。

喜欢甜食	补偿方案
可能会导致肥胖，增加妊娠糖尿病、妊娠尿毒症的概率	可用木糖醇代替，但是也要自觉地逐渐降低糖分的摄入。

喜欢吃酸食	补偿方案
食用过多会造成胃酸过多，引发胃溃疡等疾病	尽量用成熟了的酸甜口味的水果代替腌制的酸味食品。

喜欢吃咸	补偿方案
可能造成妊娠高血压	在减少盐的同时，用醋、柠檬汁、柚子汁、香菜等调味品调味，增重菜肴的口味。

孕期生活——
忙碌孕期精彩多

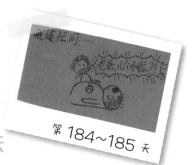

第 184~185 天

练习拉梅兹呼吸法

拉梅兹呼吸法是分娩时使用的一套呼吸法，能够有效缓解宫缩时的疼痛，加速产程进展。不妨从孕 7 月后就开始练习，这样分娩时就能轻松使用。

练习步骤	名称	使用时机	方法
步骤 1	胸部呼吸	宫口开 3 厘米，子宫每 5 ~ 20 分钟收缩 1 次，每次持续 30 ~ 60 秒时	用鼻子深吸一口气，随着子宫的收缩开始吸气、吐气，直到阵痛停止时再恢复正常呼吸
步骤 2	"嘻嘻"清浅呼吸	宫口开至 3 ~ 7 厘米，子宫每 2 ~ 4 分钟收缩 1 次，每次持续 45 ~ 60 秒时	用嘴吸入一小口空气，保持清浅呼吸，让吸入及吐出的气量相等，完全用嘴呼吸，保持呼吸高位在喉咙，就像发出"嘻嘻"的声音一样。当子宫收缩强烈时需要加快呼吸，反之就减慢
步骤 3	喘息呼吸	宫口开至 3 ~ 7 厘米，子宫每 2 ~ 4 分钟收缩 1 次，每次持续 45 ~ 60 秒时	先将空气排出，深吸一口气，接着快速做 4 ~ 6 次的短呼气，感觉就像在吹气球，也可以根据子宫收缩的程度调节速度
步骤 4	哈气运动	阵痛开始时	先深吸一口气，接着短而有力地哈气，先浅吐 4 次气，接着大大地吐出所有的气，就像在很费力地吹一样东西
步骤 5	用力推	宫口全开时	下巴前缩，略抬头，用力使肺部的空气压下腹部，完全放松骨盆肌肉。需要换气时，保持原有姿势，马上把气呼出，同时马上吸满一口气，继续憋气和用力，直到宝宝娩出

第186~187天 不适宜再到马路上散步了

孕妈妈进入孕后期，更要多散散步，走动走动，以有利于自然分娩。有的孕妈妈因居住环境限制，就由家人陪着或自个儿在马路上散步，但这样做有很多隐患，孕妈妈还是要慎重考虑。

• 躲不开的汽车尾气

马路上的车辆川流不息，排放的尾气不乏致癌致畸物质，严重影响着人们的身体健康。尾气中的氮氧化合物主要是二氧化碳，对人和植物都有着极强的毒性，能引起呼吸道感染和哮喘，使肺功能下降，对孕妈妈及胎宝宝的影响更甚。

• 马路上很吵，胎宝宝不喜欢

此外，马路上空气浑浊，汽车马达轰鸣声、刺耳的高音喇叭声都会对孕妈妈的健康造成极为不利的影响。因此，孕妈妈散步的地点要有所选择，如到空气清新的公园、郊外、林荫绿地、干净的水塘、湖泊边等，尽可能不要在污染较大的马路上、人群嘈杂的商场和闹市中散步，以确保孕妈妈及胎宝宝的健康。

• 商场、超市少逗留

商场、超市人多嘈杂，空气流通也不好，在里边停留时间过长会造成身体不适、头晕等症状。因此，孕妈妈可以事先列个购物清单，直奔主题，买完就走，在商场、超市逗留的时间越短越好。

• 给开车的孕妈妈提个醒

在孕早期和孕晚期，孕妈妈都不适宜开车。孕晚期腹部已经变得很大，极易撞上方向盘或仪表盘，造成损伤。如果必须开车，孕妈妈一定要绑好安全带。安全带的系法也要恰当，肩带应位于肩胛骨部位，中部要从胸部中央穿过，腰带应置于腹部下方，固定髋部，不要压迫到隆起的肚子。

第188~189天 去拍摄"大肚婆"纪念照

选择风和日丽的日子，让准爸爸陪你去拍摄一套"大肚婆"纪念照，和你的婚纱照一样，将成为你最美丽的纪念。将来还可以拿给宝宝，告诉他，妈妈当年怀他的时候是多么辛苦、多么幸福！

拍照最好要提前预约，并且跟影楼协商好，在自己拍摄的阶段没有其他的顾客，不然要等很久，体力上支撑不住。

在孕25~30周间拍照最好，太早了肚子还不太明显，太晚了肚形就不好看了，而且容易发生意外，孕36周之后就不要再拍了。

外出拍摄时最好带上自己的安全化妆用品，避免使用影楼的化妆用品，如果自己有好看的孕妇服装可以带1~2套，影楼提供的大同小异，没有特点。

拍摄当天去影楼前要洗澡，剪指甲，并且在肚子上涂润肤乳，这样肚子会好看一点。

注意拍摄时间不要太长，也不宜设计"高难度动作"，最主要的就是要突出你幸福的感觉，最好照几张与准爸爸在一起的温馨照片。

建议孕妈妈在春天或夏天拍摄，这样服装的选择范围会大一些。如果是在寒冷的冬季，露出肚子拍摄时就很容易着凉。

拍摄环境可以选择在自己家里，这样就避免出门的麻烦了，也可以选择行人较少、拍摄环境条件很好的户外。

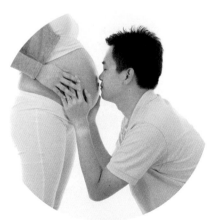

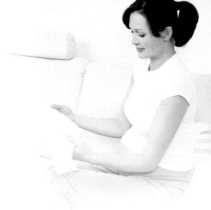

第190天 买宝宝物品，幸福的忙碌

- **宝宝用品购买宗旨**

  市场上宝宝用品的品牌很多，价格也参差不齐，可能同一种商品，品牌不同，价格也会相差悬殊。选购的宗旨就是"只选对的，不选贵的"。另外，还可以趁一些大的妇婴品牌打折时多采购一些，这样既能保证质量，又能节省开支。

- **向过来妈妈取经**

  过来妈妈都有经验，可以向她们取取经，问问她们在做生产准备的时候，什么东西是要多备的，什么是买了根本没用的，再根据她们的建议购置。

- **同一商品不要买太多**

  宝宝出生后会迅速生长，小婴儿装很快就穿不上了，小号的奶嘴、纸尿裤也会很快过渡到中号或者大号，加上季节更替，一个品种备多了，用不上反而浪费。

- **暂时用不上的不要买**

  因为你和宝宝的需求是不断变化的，所以不要想着在孕期就把宝宝出生后很长时间需要用到的东西都预备齐全。只要把月子里需用到的东西买齐了就行。

- **布置宝宝的房间**

  在整个儿童期，宝宝可能使用同一个房间，所以装饰必须能与他一起成长。

  简单的背景颜色，时尚的点缀，使其可以随宝宝的成长随时更换；家具必须结实，边角圆滑，选购安全的天然材质制品；白天光照要充足，也要安装一盏晚间照明灯。

胯部摆动	直立,双手叉腰,向前、后、左、右推动胯部,或是扭动胯部做圆周运动。目的在于锻炼腹肌、背肌,为胎儿长大时增加腹部承受能力作准备。 在整个孕期可经常做这种体操,运动要适宜,感到疲劳时应立即休息,保证舒服轻松为宜。
双肩环绕	双手放在肩头,手心向下,分别向前后环绕,练到肌肉微微发酸为止。此种运动方法可以锻炼胸肌和乳腺,为产后哺乳作准备。
伸脚运动	仰卧在床上,左膝屈起,右腿伸直,收缩腰侧肌肉,使右脚沿着床向上绷,然后放松,将右脚沿床沿向下滑,做5次。然后右膝屈起,左脚伸直,并重复相同的动作,做5次后便稍作休息。

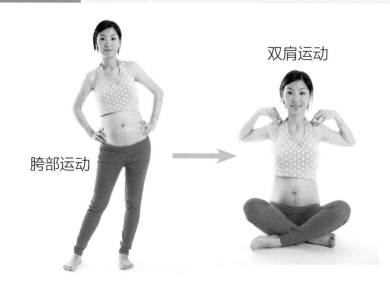

双肩运动

胯部运动

孕期课堂——
准爸妈都要知道的孕期知识

XXXXXXXXXXXXXXXXXXXXXXXXXXXXXXXXXXXXXXXXXXXXXXXXXXXXXXX

第192天 孕7月的产前检查

此月的产前检查，孕妈妈可能会做的项目有：

检查子宫大小与高度

检查皮疹、静脉曲张、水肿等项目

检查体重与血压

验尿

如有必要，检查血色素及血细胞比容

检查你的饮食习惯，必要时，与医生讨论你的体重情况

听胎宝宝的心跳

必要时，可通过超声波看看胎宝宝

与医生讨论你的感觉和关心的问题

孕7月主题

糖尿病检查	妊娠糖尿病对孕妈妈和胎宝宝的健康会造成极大影响，孕妈妈务必进行此项检查。
按摩	准爸爸为孕妈妈做按摩，消除孕妈妈的身体不适，按摩的手法要轻柔。
光照胎教	准爸爸用手电筒配合孕妈妈进行光照胎教。胎宝宝在醒着的状态时，准爸爸先和胎宝宝说话再胎教，注意光照时间不要太长。
认识早产征兆	如有未满孕周"见红"并伴有规律宫缩、持续性下腹痛，下背酸痛、阴道有温水样的东西流出等异常情况，应立即就医。

上分娩课，预习分娩大作战

孕妈妈可以上关于分娩的课程，了解得越多，会让自己越自信。这也是与其他孕妈妈交流的好时机，孕妈妈会发现自己所担心的其实也是其他孕妈妈担心的，这样可以消除你的焦虑。

· 在哪上分娩课

一般社区的医院或妇幼保健院都有这种分娩课程，孕妈妈也可以在网上查找一下本地区有哪些母婴中心有这种课程，或者让那些生过宝宝的妈妈帮忙推荐一个。

· 何时开始上

怀孕一两个月就可以开始上了，也有准备怀孕就开始上的，但大部分孕妈妈都是在怀孕六七个月才开始上的，可能认为这样记得牢，怕用时就忘记了。

正规的分娩课都有固定的课程安排，一般会上 6 ~ 12 周，每周上 1 ~ 2 节课，正好可以在你分娩前一周左右上完。

· 分娩课会教些什么

孕产课包括：

怀孕期间孕妈妈的身体变化、胎宝宝的变化

怀孕期间的营养

孕妇体操

孕妇的安全问题

孕期的不适及对策

产前检查项目和内容

胎教方法

分娩的过程，应付阵痛的方法

育儿课程包括：

母乳喂养方法

新生儿日常护理，洗澡、换尿布等的方法

新生儿常见病的预防和护理

新生儿意外情况应对

新生儿用品的选择

婴儿抚触方法

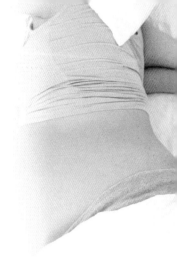

第194天 测测看，孕期抑郁知多少

为什么最近对什么都提不起兴趣，一点鸡毛蒜皮的小矛盾也能激得你火冒三丈？准爸爸是不是也成了你的出气筒？快来测测你是不是患上孕期抑郁症了。

• 抑郁与否，一测便知

注意力无法集中，记忆力减退。

总是感到焦虑、迷茫。

非常容易疲劳，或有持续的疲劳感。

不停地想吃东西或者毫无食欲。

脾气变得很暴躁，非常容易生气。

睡眠质量变差，爱做梦，醒来后仍感到疲倦。

对什么都提不起兴趣，懒洋洋的，总是提不起精神。

持续的情绪低落，莫名其妙想哭。

情绪起伏很大，喜怒无常。

如果你在一段时间（至少两周内）有上述 4 种及以上症状，则说明可能已患有孕期抑郁症。如果其中一或两种情况在近期特别严重，则必须引起高度重视，需及时就医治疗。

• 自我"减负"

　　1. 告诫法：想象胎宝宝正在看着自己，经常告诫自己不要生气，不要着急，并放弃那种要在宝宝出生后把一切打点周全的想法。

　　2. 协调法：每天抽出 30 分钟，到附近草木茂盛的宁静小路上散散步、做做体操，心情会变得舒畅。

　　3. 呼吸法：当感到焦躁不安时，试试深呼吸，全身放松，双目微闭，用鼻子慢慢吸气，以 5 秒钟为标准，然后用 10 秒钟将气通过鼻子或嘴慢慢呼出来，反复呼吸 3 分钟。

　　4. 手工法：孕妈妈可以学一些简单的手工制作，如插画、折纸、十字绣等。动手的过程可以使你集中注意力，平心静气，增加满足感和成就感，无形中还进行了一次美学胎教。

• 寻求支持

　　1. 保证每天有充足时间与准爸爸在一起，保持亲昵的交流，这样会使孕妈妈感到不那么孤单无助。

　　2. 与乐观向上的人群相处，积极的情绪和心态能很好地对抗抑郁情绪。

　　3. 上上网，看看育儿、早教频道，到论坛逛一下，与其他的孕妈妈交流怀孕心得。

　　4. 向有孕育经验的同事或朋友请教经验，他们会很乐意将自己知道的孕育知识告诉你，这会让你在面对角色转换时不至于过分恐慌。

• 充实精神生活

　　1. 听音乐：早晨起床后可以听欢快活泼的音乐，使心境能迅速明朗起来；晚上则适合听轻柔舒缓的音乐，有助安静入眠。

　　2. 读书：阅读可以使你的思绪集中在文字上，进入想象的世界，紧张的身体和大脑因此得到放松，从而抚平凌乱的心绪。

胎宝宝的视觉能力发育较晚，到孕7月，他的视网膜才具有感光功能，即对光有反应。如果此后能经常送一束光给胎宝宝，光线会刺激胎宝宝的视网膜，视网膜上的光感细胞受到光刺激后，就使其中的感光物质发生光化学反应，可把光能转化为电能，产生神经冲动。由视觉通过神经传入大脑皮层，在大脑皮层产生复杂的生理变化，使胎宝宝视觉水平提高，这对他日后的视觉能力将产生良好的影响，为此，"光照胎教"应运而生。

怀孕7个月后，孕妈妈可通过产前常规检查，请医生标注胎宝宝头部位置，每天选择胎宝宝活跃的时间，用手电筒通过孕妈妈腹壁照射胎宝宝头部，时间不要过长，每次5分钟。胎宝宝在黑洞洞的子宫里看到这束光线，会转头、眨眼，表示他看到了光明。进行光照刺激时要关注胎宝宝情绪，若胎宝宝对光照感到不快、出现躁动，孕妈妈应立即停止。但胎宝宝轻轻蠕动，则表明他在努力地探寻这一束光明，孕妈妈可安心地将这束光明持续5分钟。

进行视觉胎教时，孕妈妈要注意以下几点：

1. 忌用强光照射，光线宜弱一点，用光线较弱的手电筒就可以。

2. 每次光照时间不宜过长，一般几分钟就可以了。

3. 视觉胎教时，孕妈妈可选择舒适的姿势坐好，放松精神，保持心情愉快。

4. 开始前，孕妈妈可以轻轻拍打胎儿，对他说些话，如"宝贝，来，看光亮"，然后用手电筒在离腹部不远处照射。照射时，要有节奏，让手电筒一亮一灭，以促使胎儿视觉细胞进行应对活动。

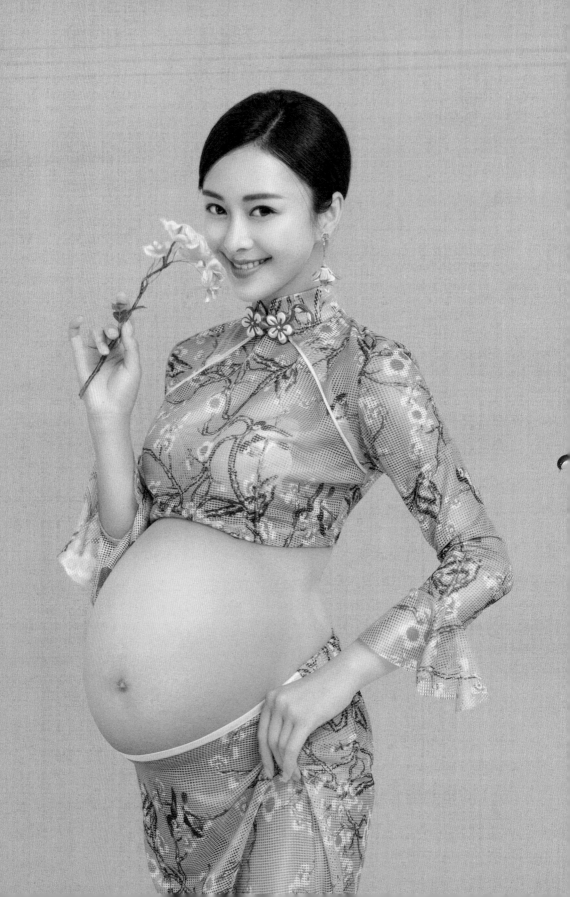

Part 08

孕8月——
步履蹒跚，快乐养胎

孕妈妈的腹部如吹气球一样，一天涨过一天，

这是胎宝宝在妈妈子宫里迅速生长呢。

本月，胎宝宝的身体会倒过来，头朝下进入妈妈骨盆，

准备好来到新世界的姿势了。

但孕妈妈可不轻松，水肿、尿频等烦恼来袭。

振作吧，孕妈妈，幸福就在眼前！

胎宝宝，完成了胎头入盆

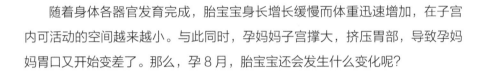

第197~198天 胎宝宝的"房子"变小了

随着身体各器官发育完成，胎宝宝身长增长缓慢而体重迅速增加，在子宫内可活动的空间越来越小。与此同时，孕妈妈子宫撑大，挤压胃部，导致孕妈妈胃口又开始变差了。那么，孕8月，胎宝宝还会发生什么变化呢？

时间	胎宝宝在子宫内的变化
孕29周	本周，胎宝宝体重已有1300多克，身长大约35厘米。此时他还会睁开眼睛，并把头转向从妈妈子宫壁外透射进来的光源。现在胎宝宝的皮下脂肪已初步形成，手指甲也能看得很清楚了。
孕30周	本周，胎宝宝已有1500多克，小家伙在孕妈妈的腹中活动频繁。与此同时，孕妈妈的日子变得艰难起来：呼吸困难、饭后不适等问题接踵而来。加油吧！孕妈妈，这只是短暂的，因为你很快就可以和宝宝见面了。
孕31周	胎宝宝的肺部和消化系统已基本发育完成，身长增长趋缓而体重迅速增加。这周胎宝宝的眼睛时开时闭，能辨别明暗，甚至能跟踪光源。
孕32周	现在，胎宝宝的体重约有1600克，40厘米长。全身的皮下脂肪更加丰富，皱纹减少，看起来更像一个婴儿了，并且胎动次数比以前少了，动作也减弱了，但只要胎动次数符合规律就无需担心。胎宝宝的肺和胃肠功能接近成熟，已具备呼吸能力，能分泌消化液。而且在本周，胎宝宝的小身体会倒过来，头朝下进入妈妈的骨盆，接下来胎宝宝还有更多"大变身"动作哦。

转成头位的几种胎位纠正法

• 摸摸看，胎位正常吗

　　正常的胎位：胎宝宝的头可以在下腹的中央即耻骨的联合上方摸到，如果这个部位摸到圆圆的、较硬、有浮球感的就是胎头。

　　若胎位不正，就要及时纠正过来。如无法纠正，就要提前 1 ~ 2 周入院，医生会根据你的情况选择安全的分娩方式。

• 胎位纠正法

　　胸膝卧位法

　　怀孕 30 周后，胎位仍为臀位或横位者。可于饭前或饭后 2 小时，或于早晨起床及晚上睡前做，应先排空膀胱，松开裤带。

　　方法：双膝稍分开（与肩同宽）跪在床上，双膝蜷成直角，胸肩贴在床上，头歪向一侧，双手放在头的两侧，形成臀部高头部低的姿势，两者高低差别越大越好，以使胎宝宝头顶到母体横隔处，借重心的改变来纠正胎儿方位。每日做 2 次，每次 10 ~ 15 分钟，1 周后复查。

　　侧睡法

　　对于横位或枕后位可采取此方法。侧卧时还可同时向侧卧方向轻轻抚摸腹壁，每日 2 次，每次 15 ~ 20 分钟。

• 针灸治疗

　　激光照射或艾灸至阴穴，每日 1 次，每次 15 ~ 20 分钟，5 ~ 7 次 1 个疗程，适用于臀位、横位、斜位的孕妈妈。

• 外倒转术

　　如果以上方法均不见效，医生会考虑从外部让胎宝宝来个 180° 的翻转，然后用腹带把腹部包裹起来，维持头位。此法也必须由医生操作进行。

　　适用于腹壁松弛的孕妈妈，一般在怀孕 32 ~ 34 周进行。

- 认识宝宝的生命线——脐带

脐带一端连在胎宝宝的腹壁脐轮处，另一端连着孕妈妈子宫内的胎盘，担负着孕妈妈与胎宝宝之间的营养传递、物质循环的重要责任。正是脐带血的循环，让胎宝宝得以获得母体中传递过来的氧气、营养物质，同时又带走了胎宝宝体内的废弃物。

- 好端端的，怎么会脐带绕颈呢

脐带绕颈是一种常见的脐带异常情况，发生概率为 20% ~ 50%，指脐带缠绕于胎宝宝的颈部。缠绕 1 周或 2 周的比较常见，3 周及以上的少见。也有缠绕于躯干和四肢的，均统称为脐带绕颈。

脐带绕颈的原因大致有 3 种：羊水过多，胎宝宝在子宫内的活动空间大；脐带过长或胎宝宝的体型较小；胎动过于频繁。

- 脐带绕颈会不会勒坏宝宝

当脐带缠绕较紧，胎宝宝感到不适时，会向周围运动，寻找舒适的位置，主动摆脱窘境，左动右动就有可能自己绕出来。只有在缠绕圈数过多、过紧，胎宝宝自己无法挣脱的时候，才有可能引起宫内窘迫。另外，脐带富有弹性，只要不过分拉扯，不影响脐带的血流，就不会危及胎宝宝。

- 脐带绕颈时，孕妈妈该怎么办

回家要经常数一下胎动，如果突然发生激烈的大量胎动，赶紧到医院检查。

学会数胎动，胎动过多或过少时，应及时去医院检查；羊水过多或过少、胎位不正的要做好产前检查；通过胎心监测和超声检查等间接方法，判断脐带的情况。

胎宝宝脐带缠绕，孕妈妈要注意的就是减少震动，保持睡眠左侧位。不要因为惧怕脐带意外而要求剖宫产。

孕期营养——
营养补充不要停

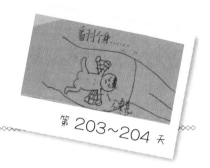

第203~204天 孕8月的饮食指导

　　从这个月开始，胎儿的身体长得特别快，细胞体积迅速增加，大脑的增长达到高峰。肺部迅速发育，体重每月增加约 700 ~ 1000 克，营养对于胎儿的影响较前几个月更为重要。由于胎儿的推挤，孕妈妈内脏全部上移，胃部也有受压感，所以感到食欲不振。这段时间极易患上妊娠高血压，因此要尽量少吃含盐多的食品。除此之外，本月的饮食安排还应以含钙质丰富的食物为主，同时多吃含纤维素多的蔬菜、水果，少吃辛辣食物，以减轻便秘和痔疮的症状发生。

一日营养食谱

	早 餐	午 餐	晚 餐
主食	麦片粥 1 小碗，五香卤肉包 2 个或香蕉薄饼 2 块（约 100 克）。	米饭 2 小碗，小馒头 2 个（约 150 克）。	米饭 2 小碗，或面条 1 小碗。
菜肴	各类清淡蔬菜，清炒鸡蛋或瘦肉。	芹菜炒牛肉，蚝油豇豆，香橙鸡胸肉。	沙姜菠菜，清蒸平鱼，双耳蒸蛋皮，银耳山药羹。
水果	猕猴桃 1 个。	香蕉 1 根。	品种根据自己的口味选择（约 100 克）。

第205~206天 可以多吃的黑色食物

黑色食物营养成分丰富，结构也较合理，有利于人体健康。经常食用黑色食物，可调节人体生理功能，促进胃肠消化与增强造血功能，提高血红蛋白含量，镇静和改善睡眠，增加人体免疫力。孕妈妈要提高身体素质、保障胎儿的发育，可以多吃黑色食物。适合孕妈妈食用的黑色食物有以下这些：

黑芝麻	黑芝麻含有丰富的不饱和脂肪酸、蛋白质、钙、磷、铁等营养素，还含有多种维生素，它含有的维生素 E 居植物性食品之首。而且黑芝麻有益肝、补肾、养血、润燥、乌发、美容作用，是极佳的保健食品。
黑豆	常食黑豆对健康有益，其突出的优点是蛋白质含量高，且质量好，每 100 克黑豆含有高达 45 ~ 50 克的蛋白质。黑豆还含有丰富的不饱和脂肪酸、钙、磷、铁及胡萝卜素、B 族维生素等。
黑米	黑米的营养价值比一般白米高，每 100 克含 11.3 克蛋白质，黑米中蛋白质含的必需氨基酸也较多，高达 8 种，另外还含有多种维生素和锌、铁、钼、硒等人体必需的微量元素。黑米能滋阴补肾，补胃暖肝，明目活血，健身功效显著，对头昏、贫血、眼疾等防治效果甚佳。
海藻、海带、紫菜	这些含有特别丰富的碘，钙、镁、铁含量也很丰富，有利尿、消肿、清血热、降血压等作用。
黑木耳	黑木耳的功能为益气、润肺、补脑，含有蛋白质、脂肪、糖类和钙、磷、铁以及胡萝卜素、烟酸、维生素 B_1、维生素 B_2、磷脂等多种营养素，还含有对人体有益的植物胶质，是一种天然的滋补食品，还可排除人体肠道中的毛发、减少血液凝块、防止高血压。

水是体内重要的溶剂，身体吸收各类营养素都离不开水。孕期内，孕妈妈体内的血液总容量将增加 40% ~ 50%，所以更要保证充足的供水量。孕期缺水可能导致体内代谢失调，甚至代谢紊乱，引发疾病。但是饮水也应适当，妊娠后期饮水过多会加重水肿。一般情况下孕妈妈应每天喝 6 ~ 8 杯水，再加上食物中含的水，共计 2000 毫升左右。

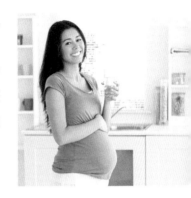

• 养成良好的饮水习惯

清晨起床后喝一杯新鲜的凉开水。白开水对人体有"内洗涤"的作用，早晨空腹饮水能很快被胃肠道吸收，进入血液，使血液稀释，血管扩张，从而加快血液循环，为细胞补充在夜间丢失的水分。饭前 30 分钟喝 200 毫升 25 ~ 30℃的新鲜开水，可以温润胃肠，分泌足够的消化液，以促进食欲，刺激肠蠕动，利于防止痔疮、便秘。

• 孕妈妈切忌口渴才饮水

孕妈妈应每隔 2 小时饮一次水，每日 6 ~ 8 次，约 1600 毫升，忌口渴才饮水。同时孕妈妈要注意不要喝久沸或反复煮沸的开水以及没有烧开的自来水，也不能喝浓茶或咖啡。建议孕妈妈为自己买台榨汁机，可以在孕期自己制作新鲜的富有营养的果汁和蔬菜汁，而且将来宝宝也用得着。

• 孕妈妈水肿不应限饮水量

胎儿满 5 个月后，母体的心、肺、肝、肾功能都逐渐进入"满负荷"运行阶段，脚踝和腿部出现水肿现象是正常的，这种现象一般在怀孕后期都会好转。这时不必减少饮水。相反，由于胎儿发育产生的废物也要靠母体排出，足量喝白开水可以缩短代谢废物在体内停留的时间。

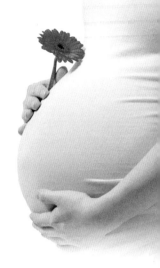

孕期生活——
见招拆招，巧解孕晚期不适

第209~210天 孕晚期尿频尴尬小支招

到了孕晚期，有将近80%的孕妈妈被尿频困扰，晚上老要跑厕所，严重影响睡眠质量。这是由于到了孕晚期，胎头逐渐下降，落入盆腔中，向前压迫膀胱，使膀胱变窄，贮尿量减少而出现尿频。

• **巧解尿频尴尬有妙招**

1. 平时适量补充水分，不要一次喝过多的水，临睡前1~2小时不要喝水。

2. 少吃西瓜、冬瓜等利尿食物，但有妊娠糖尿病的孕妈妈除外。

3. 有了尿意要及时排尿，不要因为不好意思或工作繁忙而憋尿，否则容易造成尿潴留。

4. 多做会阴收缩锻炼，加强骨盆底肌肉的弹性和力量，能有效控制排尿，并可减少生产时产道的撕裂伤。

5. 外出时使用卫生巾或护垫，以防找不到厕所出现尿失禁的情况。

• **注意！有些尿频是疾病信号**

泌尿系统感染有时也会表现为尿频，如尿路结石或有异物时就会出现尿频；膀胱内有炎症时，神经感受阈值降低，尿意中枢系统处于兴奋状态，也会发生尿频。因此，如果孕妈妈到了孕晚期还是尿频，且伴有尿急、尿痛、尿液浑浊，则是异常现象，应及时就医，早日诊治。

分娩大关即将到来，初产孕妈妈难免担心焦虑，很容易患上产前抑郁症。产前焦虑会直接影响孕妈妈和胎宝宝的健康，因为只有孕妈妈开心了，胎宝宝才健康。

· 耐心聆听孕妈的倾诉

孕妈妈的依赖性强，希望引起他人的重视，寻求保护，所以可能会喋喋不休，这是宣泄不良情绪的直接而合理的方法。准爸爸要理解孕妈情绪上的波动，耐心聆听孕妈妈的诉说，给予孕妈妈精神上的鼓励和安慰。

· 成熟看待孕育过程

孕育一个小生命，是每位妈妈值得骄傲而自豪的奇妙历程。孕妈妈首先要意识到生育是女性与生俱来的能力，自己一定能顺利完成。许多影视剧作品、网络上关于分娩困难的报道往往夸张失实，孕妈妈要理性看待。即使存在胎位不正、骨盆狭窄等问题，现代先进的医疗技术也能采取剖宫产将宝宝顺利取出，最大限度地保证母婴安全。

· 做好分娩准备

为分娩做好各种准备，包括健康检查、心理准备和物质准备。准备的过程会让你忙碌起来，觉得一切都会自然而然地发生，这在一定程度上也可以改善焦虑情绪。

· 转移注意力

孕晚期孕妈妈可以做些放松身心的活动，如唱歌、绘画、编织、散步或与朋友聊聊天，避免整日闷在家里，胡思乱想，将精力浪费在对各种莫名其妙的问题的无谓担忧上。

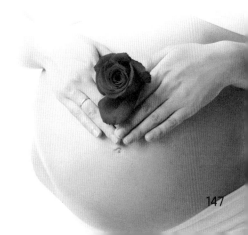

第213~214天 准爸上阵，舒缓孕晚期焦虑

准爸爸的陪伴，是孕妈妈整个孕程的坚定力量。在孕妈妈容易出现身体不适的孕晚期，情绪比较焦虑和不安，准爸爸的适时引导和关怀，能帮助孕妈妈顺利缓解负面情绪，减压孕晚期。

亲情减压 1：一起进孕妈妈课堂	准爸爸陪同孕妈妈到孕妇学校或孕妇课堂学习全面的孕期知识，以便了解和掌握相关生育知识，对妊娠、生产、养育等问题做到心里有数，并互相交流、沟通，减少孕妈妈因不了解而产生的恐惧和忧虑。
亲情减压 2：甜蜜按摩	准爸爸要在生活中多关心爱护孕妈妈，临睡前给妻子轻轻按摩腰腿，缓解孕期酸痛和水肿，让孕妈妈得以放松精神，舒适地进入睡眠。
亲情减压 3：携手散步	运动对孕妈妈很重要，特别是在孕晚期，不仅有助于顺利生产，还可帮助孕妈妈恢复愉悦的心情。准爸爸每天清晨或傍晚陪孕妈妈出去散步，在小区里或附近公园慢走，也可以适当做孕妇体操。
亲情减压 4：贴身守候	孕晚期容易出现意外状况，准爸爸尽量不要在这段时间去外地出差或远行，尽量陪伴在孕妈妈身边，使其缓解紧张情绪，保持轻松、愉快的好心情。
亲情减压 5：预防保健	准爸爸每周陪伴孕妈妈到医院接受定期检查，咨询医生，与孕妈妈共同做好临产前的准备。

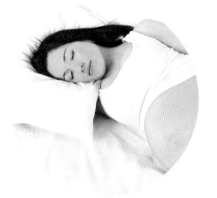

到了孕晚期，孕妈妈的身体会"紧锣密鼓"地为胎宝宝的出生做准备，出现腹痛的次数会明显增加。对于孕晚期腹痛，要具体情况具体分析。

· 病理性腹痛

胎盘早剥：多发生在孕晚期，孕妈妈可能有妊娠高血压疾病、慢性高血压病、腹部外伤。下腹部撕裂样疼痛是典型症状，多伴有阴道流血，所以在孕晚期，患有高血压的孕妈妈腹部受到外伤时，应及时到医院就诊，以防意外。如果孕妈妈忽然感到下腹持续疼痛，有可能是早产或子宫先兆破裂，应及时到医院就诊，切不可拖延时间。

· 生理性腹痛

在孕晚期，孕妈妈夜间休息时，有时会因假性宫缩而出现下腹阵痛，通常持续仅数秒钟，间歇时间长达数小时，不伴有下坠感，白天症状即可缓解。

大约在分娩前一个月，宫缩就已经开始了。临分娩前，感觉到不是很有规律的肚子痛，不要很在意，随着宝宝长大，孕妈妈的子宫也在逐渐增大，增大的子宫不断刺激肋骨下缘，可引起孕妈妈肋骨钝痛。一般来说这属于生理性腹痛，不需要特殊治疗，左侧卧位有利于缓解疼痛。

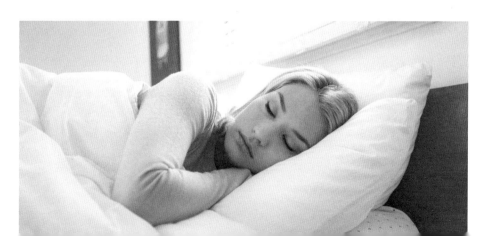

布置安全家居，保护大肚肚

- 地板太滑，铺好地毯

瓷砖地板往往比较光滑，也比较硬，尤其是拖过地之后，地上的水渍不易干，变得更光滑。此时的孕妈妈已经大腹便便，行走不便，若不慎摔倒，非同小可，即使没有摔倒，也会受到不少惊吓。因此，准爸爸不妨在孕妈妈经常走动的地方铺上一层地毯，这样既可防滑，走在上面又能使身体得到较好的缓冲，为孕妈在家中的行走安全上了"双保险"。另外，别忘了在卫生间也铺上防滑垫。

- 柔软的布艺沙发舒适又安全

在日常生活起居中，孕妈妈坐在沙发上的时间可能相对较多，所以沙发的舒适性和安全性就显得很重要。木制的沙发很硬，而且到了冬天会变得很凉，孕妈妈坐在上面会很不舒适，因为缺乏弹性，坐下和站起时都会很吃力。因此不妨添购一套柔软的布艺沙发，布艺沙发柔软舒适，而且不用担心磕碰到。

- 换套可升降晾衣架

普通晾衣架安装得太高，孕妈妈需要踮起脚尖或踩着凳子才够得着，但这样做实在太危险了。因此，换一套可升降的晾衣架吧，轻轻摇动手柄便可随意调节横杆的高度，即使准爸爸不在家，孕妈妈也可自己轻松完成晾衣工作。

- 床铺高低要适宜

床铺太高或太低都不好。如果太高，孕妈妈需要"爬上爬下"，上下床都有一定困难，很不方便；太低的话，孕妈妈需要弯腰俯身，但因为腰不能用力，这就增加了腿的负担，容易发生"跌坐"的情况。所以，床铺的高度要根据孕妈妈的身高来调整，以孕妈妈只需稍微弯腰就能坐在上面的高度为宜。

孕期课堂——
准爸妈都要知道的孕期知识

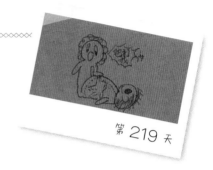

第 219 天

第219天 不要巨大儿

· 什么是巨大儿

孕妈妈在妊娠 8 ～ 10 个月时，胎儿的身体长得特别快，大脑、骨骼、神经、肌肉都在此时完全形成，各个脏器发育成熟，皮肤逐渐坚韧，皮下脂肪增多。一般情况下，胎儿出生后，体重在 3 千克左右，但是有些孕妈妈分娩时，胎儿的体重达到或超过 4 千克，则称为巨大儿。

· 为什么胎儿会长得过大

孕妈妈患有糖尿病会导致胎儿长得过大，因为孕妈妈血液中糖分过多，可通过胎盘，使胎儿的血糖持续增高，刺激胰腺分泌过多的胰岛素，这就使脂肪、蛋白质和糖原在胎儿体内蓄积过多，使得胎儿长得大而肥胖，形成巨大胎儿。另外，若孕妈妈营养摄入不合理，也会使胎儿长得过大。

· 如何避免巨大儿

这段时间孕妈妈体重的增长每周不应超过 500 克。饮食安排应注意这些：

1. 少吃过咸的食物，每天饮食中的盐应控制在 6 克以下，不宜大量饮水。

2. 孕妈妈应适当限制食糖、甜食、油炸食品及肥肉的摄入，油脂要适量。

3. 选择体积小、营养价值高的食物，如动物性食品；避免吃体积大、营养价值低的食物，以减轻胃部因增大的子宫而导致的胀满感。

此月的产前检查，孕妈妈可能会做的项目有：

检查子宫大小与高度

检查静脉曲张、水肿等项目

检查体重与血压

验尿

如有必要，检查血色素及细胞比容

检查孕妈妈的饮食习惯，必要时，与医生讨论你的体重情况

听胎宝宝的心跳

必要时，可通过超声波看看胎宝宝

与医生讨论你的感觉和关心的问题

孕8月主题

时间	关键词	详细解答
第29周	日常监测	本月开始进入孕晚期，孕妈妈要更加注重日常生活的监测，包括体重监测、胎心监测、胎动监测。
第30周	和胎宝宝交流	胎宝宝的记忆力逐渐增强、听力提高，要给胎宝宝读书、讲故事、分享趣事，让胎宝宝感受轻松愉悦的家庭氛围。
第31周	停止性生活	孕晚期孕妈妈容易发生感染和早产，要停止性生活，准爸爸要充分体谅孕妈妈。
第32周	保持生活规律	孕晚期，孕妈妈留在家里的时间越来越多，但别把时间都安排在看电视和上网上，保持生活的规律对你和胎宝宝都很有好处。

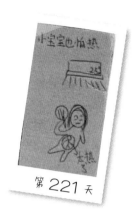

第 221 天

• 怎样算早产

怀孕满 28 周但不足 37 周的分娩叫早产。早产儿的存活率低，即使成活，也容易发生各种疾病，后天的体质、智力等一般情况都比不上足月儿。

早期的早产症状为下腹胀痛、出血，与流产的情况大致相同；后期的早产，则接近一般的分娩，征兆有子宫收缩、破水、流出带血的分泌物，这 3 种征兆不一定会同时出现，只要出现了其中的一种情况，就必须立即去医院诊治。

• 早产的预防

1. 有心、肾疾患或高血压的患者在妊娠前就应到医院检查，以决定是否可以妊娠或何时妊娠。一旦怀孕，要按期进行产前检查，做好保健工作，以减少并发症的发生。

2. 要积极治疗妊娠期并发症，尤其要做好妊娠高血压疾病的防治工作；宫颈内口松弛者应于怀孕 16 周左右做宫颈内口缝合术。

3. 孕期要注意起居饮食，适当增加营养，不食用有刺激性的食物。平时要注意劳逸结合，既适当参加劳动，又要避免劳累过度，尤其要注意避免撞击腹部。

4. 要保持良好的心态，消除心理压力，因为心理压力越大，早产的发生率就越高。特别是心理紧张、抑郁和焦虑，这些都和早产有着密切关系。

5. 一旦出现下腹坠胀、疼痛、阴道有血性分泌物等早产征兆时，应采取左侧卧床休息的方式，并根据胎儿情况，在医生指导下采取必要的保胎措施，尽可能延长妊娠期，让胎儿更趋成熟，提高早产儿的存活率。

• 早产时应注意的事项

当发生早产时，孕妈妈要保持安静，尽可能早地接受医生的检查与治疗。如果孕妈妈腹部没有胀痛的现象，也无出血、分泌物而突然破水时，可垫上一层厚厚的脱脂棉，并用丁字带固定，然后立即住院治疗。

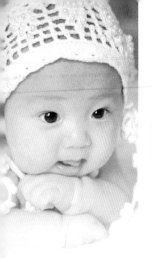

第222天 胎梦的秘密

孕期，孕妈妈会做与怀孕和宝宝出生有关的梦，它有个特别的名字叫"胎梦"。据说胎梦能预知与怀孕和生产有关的内容，但对胎梦的解析目前还没有科学依据，因此对胎梦的解读仅可用来做参考，孕妈妈不可过于迷信，迷信胎梦的内容反而会对孕妈妈的心理产生不好的影响。

• 日有所思，夜有所梦

人们常说"日有所思，夜有所梦"，梦境里的情景通常都比较容易解释——梦见你面对哭泣的宝宝手足无措，很可能反映了你担心自己不能很好地照顾刚出生的孩子。面对这些胎梦，孕妈妈要明白这都是正常的，你不妨把它们当成解读自己内心的一个机会。一旦你认识到这些是自己平时多担心的问题，就能和丈夫或医生一起坦然去面对它们了。

• 准爸爸也会做胎梦

不仅孕妈妈会做胎梦，准爸爸也会做一些难忘的胎梦，内容往往是关于你们在今后的生活中将要面临的种种变化。这些奇异的梦境也许会给你的孕期带来一些乐趣，你们俩也许会因为某一个奇怪的梦境而开怀大笑。

• 消除心理负担

如果孕妈妈经常梦多、做噩梦，导致白天精神不佳，并且由梦境而产生心理负担，就会对孕妈妈和胎宝宝产生不好的影响。这时候，孕妈妈首先放松身心，正确对待那些不必要的顾虑，消除不必要的精神负担，有什么思想疑虑和心理负担应找医生咨询或治疗，使身心处于健康状态，愉快地度过孕期。

胎教时光，给胎宝宝讲故事

给胎宝宝讲故事是一项不可缺少的胎教内容。讲故事时，孕妈妈可以把胎宝宝当成一个大孩子，娓娓动听地诉说，亲切的语言将通过语言神经的振动传递给胎宝宝。孕妈妈可以用下面的方式给胎宝宝讲故事：

· 选好故事书

幼儿画册是较为合适的胎教书，书中色彩丰富、富于幻想，语言也多为儿语，能唤起孕妈妈的幻想，给孕妈妈以幸福和希望。

· 充满感情地讲

讲故事时孕妈妈应采取感到舒适的姿势，精力集中、吐字清晰、声调缓和、绘声绘色地讲。你情绪的积极与否，胎宝宝是能感觉得到的。

孕妈妈在朗读的同时，可以使故事内容在自己的头脑里形成一个个具体的形象，以便更加具体地传递给胎宝宝。也就是说，故事是必须经过你的大脑，不一定依照原文念给胎宝宝听，胎宝宝听到的是你理解了的，这样你才能把故事形象地传递给胎宝宝。

· 讲你感兴趣或擅长的

除了童话，孕妈妈可以给胎宝宝讲生活中的一切：看见小草发芽，就讲春天；看见叶子落了，就讲秋天；想起自己的童年趣事儿，也可以讲给胎宝宝听……在现实生活中，越熟悉的事物你讲起来越轻松，越容易带有感情色彩。

· 剔除不美好的部分

我们熟悉的《白雪公主》《小红帽》等有暴力内容的故事并不适合作为胎教读物，即使同一个故事，也会有不同的版本。孕妈妈要把残酷和恐怖的场面删掉，因为如果让没有丝毫心理防备的胎宝宝感到不必要的恐惧，会给他的健康发育带来不好的影响。

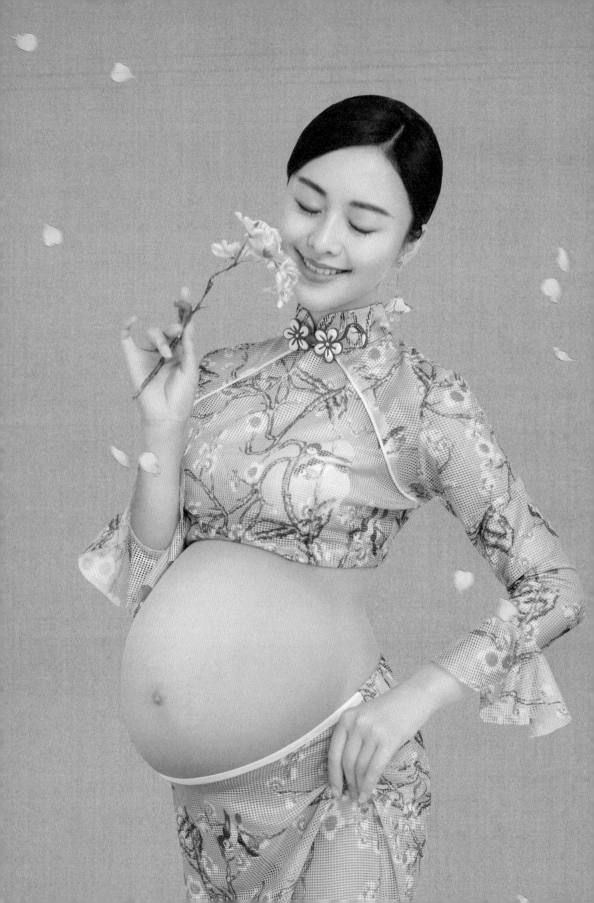

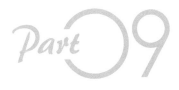

孕9月——
与宝宝见面指日可待

到了孕9月，孕妈妈会感觉日子越来越难熬，
睡觉翻身困难、频频上厕所，呼吸也变得急促，
这是胎宝宝给妈妈出的最后一道难题。
临近分娩期，孕妈妈要做好临产准备，
坚持吧，幸福就在眼前。

胎宝宝，
做好了来到世界的准备

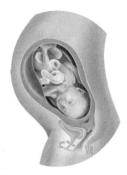

胎宝宝长得更圆润可爱了

现在，胎宝宝不再是之前那个皱巴巴的小老头模样了，他的皮肤变得有光泽，长成漂亮小宝宝了。那么，在孕9月，胎宝宝会有什么样的变化呢？

时间	胎宝宝在子宫内的变化
孕33周	现在，胎宝宝体重大约2000克，身长为40多厘米。皮下脂肪较以前大为增加，皱纹减少，身体开始变得圆润，呼吸系统、消化系统发育接近成熟。如果是个男孩，他的睾丸很可能已经从腹腔降入了阴囊；如果是个女孩，她的大阴唇已明显隆起。这说明胎宝宝的生殖器官也接近成熟。头部已降入骨盆。
孕34周	胎宝宝现在体重大约3200克。已经做好出生的准备姿势，但此时姿势尚未完全固定，还有可能发生变化，需要密切关注。他的头骨现在还很柔软，而且每块头骨之间还留有空隙，这是为了在分娩时使头部能够顺利通过狭窄的产道。
孕35周	现在的胎宝宝越长越胖，变得圆滚滚的。皮下脂肪将在出生后起到调节体温的作用。35周时，胎宝宝的听力已充分发育。如果此时出生，他存活的可能性为99%。
孕36周	36周的胎宝宝大约2900克重，身长约为45厘米。这周他的指甲又长长了，两个肾脏已发育完全，肝脏已经能够处理一些废物。胎宝宝的表情丰富起来了，会打哈欠、揉鼻子，甚至挤眉弄眼。

坚持吧，幸福就在眼前

到了孕 9 月，孕妈妈会感觉日子越来越难熬，睡觉成了很大的问题：翻身困难，频频上厕所，呼吸也不那么顺畅了……孕 9 月，孕妈妈还有哪些生理变化呢？

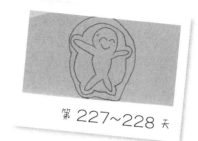

第 227~228 天

时间	孕妈妈的生理变化
孕 33 周	孕妈妈可能会感到骨盆和耻骨联合处酸疼，尿意频繁，胎宝宝逐渐下降到骨盆，孕妈妈会感到手指和脚趾关节胀痛；腰痛加重，关节和韧带逐渐松弛；腹部经常阵发性地变硬变紧；外阴变得柔软而肿胀，出现心慌、气喘或者胃胀。但别担心，这是胎宝宝在为出生做准备，孕妈妈的身体也在为迎接分娩做准备呢！
孕 34 周	孕妈妈的子宫容量比怀孕前大了 500 ~ 1000 倍，因此会感觉到自己身子硕大、动作缓慢，这是正常的；腿部负担加重，有时出现痉挛和疼痛；有时还会感到腹部抽痛，一阵阵紧缩；身体水肿严重，但也不要限制水分的摄入量，因为孕妈妈和胎宝宝都需要大量水分，摄入的水分越多，反而越能帮你排出体内水分。
孕 35 周	从肚脐量起，子宫底部高度约 15 厘米，从耻骨联合处量起约 35 厘米。到本周，孕妈妈的体重增加了 11 ~ 13 千克。现在，子宫壁和腹壁已变得很薄，当胎宝宝在腹中活动时，孕妈妈甚至可以看到胎宝宝的手脚和肘部。
孕 36 周	如果胎宝宝已经下沉到骨盆，肋骨和内脏器官可能会有轻松愉快的感觉。孕妈妈可能会发现自己烧心的情况有所好转，呼吸也变得更容易了。但是可能比以前更频繁地去卫生间，压力的变化会让孕妈妈感到腹股沟和腿部非常疼。这时孕妈妈的肚子已相当沉重，肚子大得连肚脐都凸出来，起居坐卧颇为费力，有时孕妈妈会有宝宝要出来的感觉。

孕期营养——
吃点有利分娩的食物

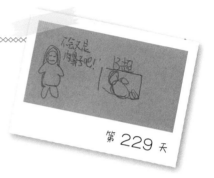

第 229 天

第229天 孕9月的饮食指导

由于胎儿在腹内的占位，孕妈妈胃部的
压迫感更加强烈，再加上胎儿的重量，孕妈
妈会倍感疲惫，胃口大减，因此在饮食上应以少食多餐、清淡营养为原则。而
且此时也是胎儿在母体内最后发育的阶段，这一时期内，孕妈妈的营养应以丰
富的钙、磷、铁、碘、蛋白质、多种维生素（如维生素 E、B 族维生素）为主，
同时应进食含植物纤维素较多的蔬菜和水果，以缓解便秘和痔疮。

一天的饮食安排

	早餐	午餐	晚餐
主食	各种米粥2小碗，紫菜包饭适量（约100克）。	米饭1小碗，或馒头适量。	白米饭2小碗，或挂面1碗（约150克）。
菜肴	各种清淡拌菜1盘，鸡蛋1个，酱牛肉100克。	葱烧海参，糖醋黄花鱼，骨汤类的汤羹。	清炖牛肉，腰果虾仁，香椿拌豆腐。
水果	以开胃为首选，如桃、橙子等。	香蕉2个。	可根据自己的口味选择。

补充维生素 K，预防产后大出血

如果孕妈妈产后决定母乳喂养，那么在孕期补充维生素 K 必不可少。因为母乳中维生素 K 含量极少，并且新生儿又极易缺乏，因此，孕妈妈需要在孕期开始为宝宝储备一些维生素 K，这对胎宝宝和孕妈妈都是十分重要的。

• 维生素 K 的作用

维生素 K 是一种脂溶性维生素，能合成血液凝固所必需的凝血酶原，加快血液的凝固速度，减少出血；降低新生儿出血性疾病的发病率；预防痔疮及内出血；治疗月经量过多。

• 缺乏的危害

孕妈妈在孕期如果缺乏维生素 K，流产率将增加。即使胎宝宝存活，由于其体内凝血酶低下，易发生消化道、颅内出血等，并会出现小儿慢性肠炎、新生儿黑粪症等症；一些与骨质形成有关的蛋白质会受到维生素 K 的调节，如果缺乏维生素 K，可能会导致孕期骨质疏松症或骨软化症的发生。

• 这样补充维生素 K

人体对维生素 K 的需求量较少，孕妈妈的每日推荐摄入量为 120 微克。

富含维生素 K 的食物有绿色蔬菜，如菠菜、花菜、莴苣、萝卜等；烹调油，主要是豆油和菜籽油；奶油、奶酪、干酪、蛋黄、动物肝脏中的含量也较为丰富。

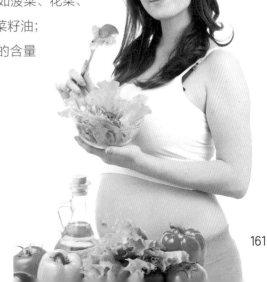

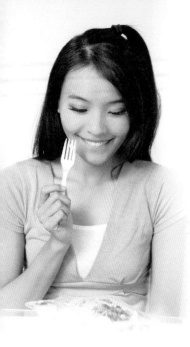

第231天 补锌，帮助分娩更顺利

• 锌对孕妈妈的重要性

锌是人体必需的微量元素，参加体内蛋白质、脂肪、糖、核酸等物质的合成，是人体新陈代谢中 200 余种酶的激活因子。如果孕妈妈缺锌，会严重影响到胎宝宝大脑、内脏等重要器官的生长发育。另外，孕妈妈的血锌水平与分娩方式的确定也与之密切相关。

自然分娩时主要靠子宫的收缩，而能够促进子宫收缩的子宫平滑肌细胞内 ATP 酶的活性，取决于孕妈妈体内的血锌水平。血锌浓度高，子宫收缩有力；血锌浓度低，则子宫收缩无力，产程延长，增加孕妈妈的痛楚和出血量。

• 如何判断是否缺锌

伸出双手看一下指甲，如果指甲上有白斑，就说明你已经缺锌了，白斑越多缺锌越严重。不过这只是一个比较粗略的判断方法，没有白斑也不能证明不缺锌。如果你想要得到更确切的结果，那就到医院做个血锌化验。

• 产前补锌注意事项

1. 不要超过每日推荐补充量（16.5 毫克）。体内锌含量过高会抑制机体对铜和铁的吸收，易引起缺铁性贫血。

2. 缺锌不严重时提倡食补。多食用瘦肉、鱼类、蛋黄、苹果、葵花子等含锌丰富的食物。

3. 如需服用补锌产品，注意不要与牛奶同服，也不能空腹服用。

孕期生活——
为分娩做准备

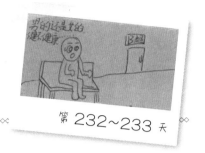

第232~233天 职场孕妈妈，要暂别工作岗位

• 产假何时开始休

正常情况下，产假都是 3 个月，晚婚晚育的会增加 1 个月，即 4 个月产假。这也是不算短的一段时间了，所以一定要好好计划一下。

至于什么时候开始休产假，就要根据个人情况来定了。如果产检一切正常，那么你就可以工作到预产期前 1 周；如果身体不允许，那就提前 1 个月或是更早开始休产假，不过产后休息的时间就会缩短了。另外也要看天气情况，如果是在夏天或冬天，天气太热、太冷，上下班不方便，那就可以早点休假；总之，休假开始时间可以由你自己灵活掌握。

由于孕妈妈的职位不同，个体差异变化范围比较大，以下表格数字仅供参考。

孕妈妈停止工作时间参考表

工作状况	建议停止工作的孕周
秘书、工作较轻松的职员	40 孕周
教授、管理人员	40 孕周
间断地举重物（22.68 千克以下）	40 孕周
偶尔举重物（22.68 千克以上）	30 孕周
经常弯腰（达 10 次 / 小时）	28 孕周
长时间站立（每天长于 4 小时）	24 孕周
重复举重物（11.34 ~ 22.68 千克）	24 孕周
重复举重物（11.34 千克以上）	20 孕周
爬梯或杠（每天多于 4 次）	20 孕周

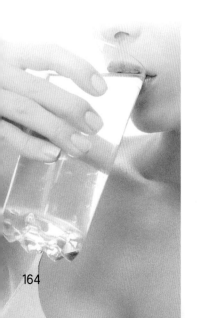

第234~235天 摆脱孕晚期痔疮烦恼

• 为何孕妈妈易患痔疮

　　怀孕后，孕妈妈的盆腔内动脉血流量增多，静脉内的压力升高，血管弹性降低，又因增大的子宫压迫盆腔的血管，使腿部、外阴部及直肠等处的静脉血不能通畅地返回心脏，这就使直肠下段和肛门周围的静脉充血膨大而形成痔疮。另外，孕期胃肠道蠕动减慢而出现便秘、排便困难、腹内压力增高，也是促使痔疮发生的原因。

• 小痔疮引起大麻烦

　　痔疮发生后会经常反复出血，时间长了会导致贫血，出现头昏、气短、疲乏无力、精神不佳等症状，易造成胎宝宝发育迟缓、低体重，甚至造成早产或死亡，因此孕妈妈不可忽视孕期痔疮防治。

• 预防是关键

　　1. 合理饮食：多喝水，尤其是蜂蜜水和淡盐水；多吃含膳食纤维丰富的蔬菜、水果，不吃辣椒、胡椒、生姜、大蒜、大葱等辛辣刺激的食物，以起到润肠的作用。

　　2. 定时排便：不要久忍大便；每次蹲厕时间不要超过10分钟，以免引起肛管静脉扩张或曲张。

　　3. 提肛运动：并拢大腿，吸气时收缩肛门，呼气时放松肛门，可改善局部血液循环，减少痔静脉丛的瘀血。每日早晚做2次，每次20~30次

　　4. 按摩肛门：排便后清洗局部，用热毛巾按压肛门，顺时针和逆时针方向各按摩15次。

羊水早破，紧急处理

如果孕妈妈突然感到阴
道内有液体流出，开始大量，
继而少量或间断排出，当咳
嗽、打喷嚏、负重时流量加
大，这很有可能是破水了。
但破口较小、位置比较高，
流量不多时，就比较难判断
了。这时可以用 pH 试纸（药
店和医院都可以买到）蘸一下阴道流出的液体，如果试纸呈现蓝色，就可能是
羊水，应尽快到医院就诊。

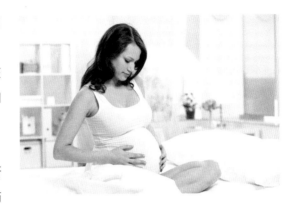

• 羊水早破时的紧急处理

1. 不要来回走动，立刻平躺下来，在臀部下放置枕头，保持头低臀高的
体位。

2. 在外阴垫上一片干净的卫生巾，保持外阴清洁，千万不可再入浴。

3. 立即叫救护车或由家人送往医院待产。在赶往医院的途中也要采取抬高
臀部的平卧姿势。

• 羊水早破的预防措施

1. 坚持定期做产前检查，掌握每月孕程情况。

2. 孕中晚期避免剧烈运动和过度劳累。

3. 孕晚期停止性生活，以免刺激宫缩造成羊水早破。

4. 多吃含铜、维生素 C 和胶原蛋白的食物，以增加胎膜的韧性。

5. 炎症是羊水早破的主要原因之一，孕期如果发现阴道炎，应积极治疗。

- 假分娩

假分娩无规律，时间间隔不会越来越小，宫缩强度不会越来越强。通常比较弱，有时会增强，但之后又会转弱。宫缩疼痛部位通常只在前方疼痛。孕妈妈行走或休息片刻后，甚至换一下体位后，都会停止宫缩。

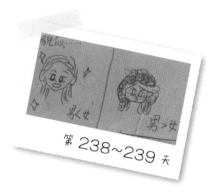

第238~239天

- 真分娩

有固定的时间间隔，随着时间的推移，间隔时间越来越短，每次宫缩时间持续30～70秒，宫缩强度稳定增加，先从后背开始疼痛，而后转移至前方。不管如何运动，宫缩照常进行。

若出现下列情况，请马上到医院：

在没有发生宫缩的情况下，羊膜破裂，羊水流出。

阴道流出的是血，而非血样黏液。

真假临产表

真临产	假临产
宫缩有规律，每5分钟一次	宫缩无规律，每3分钟、5分钟或10分钟一次
宫缩逐渐增强	宫缩强度不随时间而增强
当行走或休息时，宫缩不缓和	宫缩随活动或体位的改变而减轻
宫缩伴有见红	宫缩通常不伴有黏液增多或见红
宫颈口逐渐扩张	宫颈口无明显改变

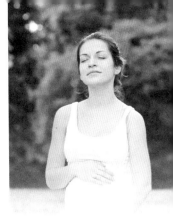

第240~241天 分娩的疼到底有多疼

有一首诗这样写道："值得用疼痛来纪念的，只有生命。"
分娩痛是孕妈妈可以忍受的。人类几千年繁衍下来，宫缩痛和
下坠感是提醒孕妈妈马上就要和宝宝见面了，骄傲与激动应该
占上风。

- 听听过来人怎么说

"现在有无痛分娩可以减轻疼痛，当然了，即使这样也是
痛的。我的感觉是比平时痛经要痛上两三倍。不过脑子里想着
宝宝也在努力，这些痛也就没什么了。"

"宫缩痛是一阵一阵的，疼的时候真疼，疼过去了就像一
点事儿都没有一样。"

"现在不少人选择剖宫产，顺产是生的时候痛，生完就好
了，剖宫产痛的时间长，要一两天，并且恢复时间长，说不痛
那是骗人的，都很痛。不过当看到宝宝的时候，多痛都值得。"

"我觉得分娩的痛是可以忍受的，只要想着很快就可以见
到宝宝了，疼痛就会减轻。"

"我是剖宫产的，生的时候一点感觉都没有，感觉像有支
笔在肚皮上写字。但麻醉过了会疼，疼了三四天呢。"

- 做好准备最重要

孕妈妈做好自己应该、能够做的事情，听医生的建议，
打消不必要的担心，只要有信心，保证休息和进食，运用已
学到的助产和镇痛技巧，就为分娩增添了一份保障。你要相信，
那种幸福的疼痛感会让你感动一生，男人们永远没有机会享
受这些。

- 前置胎盘

　　正常的胎盘附着在子宫的后壁、前壁或侧壁处，如果附着在子宫下段，或者覆盖在子宫颈内口处，比胎宝宝的先露还要低，就是"前置胎盘"。前置胎盘的主要表现是在孕晚期或临产时，发生无痛性、反复阴道出血。如果处理不当，将会危及母子生命安全，需格外警惕。

- 臀位

　　正常情况下，胎宝宝在母亲腹中是"头朝下，屁股朝上"的，但有 3%～4% 的胎宝宝是倒过来的，"头朝上，屁股朝下"，形象地说就是"坐在妈妈的肚子里"，这就是臀位。如果到了孕晚期还没有转为头位，一般就很难自然回转了。如果 B 超显示是"混合臀位"，就需要比预产期提早 2 周左右住院，通常以剖宫产结束妊娠。

- 羊水过多或过少

　　羊水量超过 2000 毫升，称为羊水过多。其中 30%～40% 的患者是不明原因的，另外一部分则可能是合并有胎宝宝畸形或者是多胎妊娠，通过 B 超检查可进一步明确原因。

　　羊水量少于 300 毫升，称为羊水过少。在过期妊娠或者胎宝宝畸形时可能发生，对胎宝宝影响较大，所以要十分重视。

- 过期妊娠

　　正常情况下，胎宝宝在母亲腹中的时间是 40 周，如果妊娠达到或超过 42 周，就被称作是"过期妊娠"。这时，胎宝宝由于母亲胎盘的功能可能已经减退，导致血供不好，所以患病、死亡的可能性高于正常孕周的胎宝宝。因此，医生大多会在怀孕 42 周帮助孕妈妈结束妊娠。

骨盆测量，为分娩做准备

• 为什么要骨盆测量

产道的通畅与否将直接关系到孕妈妈的安危，是整个分娩准备中与先天素质密切相关的内容。为了防止由于骨盆过于狭窄而引起难产，在孕晚期，医生会对孕妈妈进行骨盆测量。

骨盆测量分为外测量和内测量，主要测量孕妈妈骨盆入口和出口的大小。如果入口过小，宝宝的头部无法正常入盆。如果出口过小，胎头无法顺利娩出，宫缩加剧，孕妈妈疼痛难忍，胎头受压变形，不仅不能正常分娩，时间过长还会导致胎宝宝颅内出血、窘迫等危险；孕妈妈则会因为频繁宫缩发生先兆子宫破裂，严重影响母婴安全。

• 如何进行骨盆测量

医院通常首先进行骨盆外测量，如果骨盆外测量各径线结果异常，会在临产时进行骨盆内测量，并根据胎宝宝大小、胎位、产力选择分娩方式。

• 怎样配合医生测量

孕妈妈不要因为害怕妇产科检查的疼痛不适而拒绝骨盆检查。在配合医生检查时，做深呼吸运动，同时放松腹部肌肉。

另外，随着孕周的增长，孕妈妈的韧带和肌肉会适应子宫的增大，并为分娩做准备而进一步松弛，所以一些早期检查发现骨盆不够宽的孕妈妈在孕晚期再次检查时，也有骨盆变为正常的可能，此时你就可以安心地生产小宝宝了。

- **关注准爸爸的产前焦虑**

产前焦虑不仅仅是孕妈妈的事儿，准爸爸也会得。因为准爸爸作为家庭的支柱，宝宝的到来将使他面临更大的压力，有些不良情绪一旦处理不好，就会转化为焦虑。因此，孕妈妈平时也要多关心一下准爸爸。

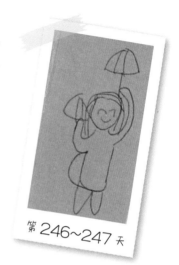

第246~247天

- **准爸爸为何也有产前焦虑**

1. 担心宝宝的降临会打扰甜甜蜜蜜安逸的二人世界。

2. 孕妈妈在孕期出现的各种不适让准爸爸感到紧张、无措。

3. 孕妈妈情绪不好时觉得准爸爸做什么都不对，或将情绪都发泄给准爸爸，准爸爸会觉得委屈。

4. 担心宝宝的降临会增加家庭的经济负担，或害怕不适宜父亲的角色，因而对未来感到担忧。

- **准爸爸预防产前焦虑的方法**

1. 正视妻子怀孕的事实，想象一家三口其乐融融的画面，而不只是把宝宝的到来看作一种责任和压力。

2. 多看看孕产类的书籍，了解相关孕育知识，让自己在照顾孕妈妈的生活时变得更从容。

3. 多参与胎教，出现胎动时用手摸摸孕妈妈的肚子，加深对胎宝宝的感情。

4. 和已经做爸爸的朋友或同事交流，向他们请教经验，并得到支持和鼓励。

最后一个月，避免性生活

- 孕 8 ~ 9 月谨慎性生活

　　这段时间是胎宝宝发育的
最后关键阶段，不一定要绝对
禁止性生活，但在过性生活时
要非常小心。

　　此时胎宝宝生长迅速，子
宫增大很明显，胎膜里的羊水
量也日渐增多，张力也随之加
大，在性生活中稍有不慎，就
可能导致胎膜早破，致使羊水

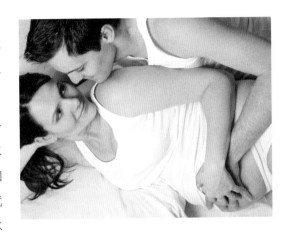

大量流出，使胎宝宝的生活环境发生变化，活动受到限制，子宫壁紧裹于胎体，
直接引起胎宝宝宫内缺氧，引起早产。即使在胎膜破裂后勉强保胎，也有可能
引起宫腔内感染，使胎宝宝在未出生之前就饱受各种细菌的袭击，引起新生儿
感染。轻者会给婴儿后天的发育和智力带来不良影响，重者危及生命。

- 孕晚期性生活注意事项

　　1. 注意体位，最好采取准爸爸从背后抱住孕妈妈的后侧位，这样不会压迫
孕妈妈的腹部，也可减少孕妈妈的运动量。

　　2. 控制频率和时间，动作要轻柔，避免给予机械性的强刺激，以免引起子
宫强烈收缩。

- 孕 10 月严禁性生活

　　进入孕程末月，孕妈妈的子宫已经变得很大了，对外来的刺激非常敏感，
尤其是在孕 36 周后，子宫口逐渐张开，随时会出现分娩征兆，如果这时进行
性生活，很容易使胎膜发生破裂、羊水受到感染或子宫收缩而引起早产。因此，
为了孕妈妈和胎宝宝的安全，最后一个月要停止性生活。

孕期课堂——
准爸爸妈都要知道的孕期知识

孕 9 月的产前检查

此月的产前检查，孕妈妈可能会做的项目有：

检查子宫大小与高度

子宫触诊以确定宝宝的位置

如有必要，进行内诊

检查体重与血压

如有必要，用超声波确定宝宝的位置和大小

验尿

讨论哪些迹象表明分娩开始

讨论你的分娩计划

讨论分娩开始后，什么时候到医院

和医生讨论你的感觉及关心的问题

孕 9 月主题

时间	关键词	详细解答
第 33 周	安排好工作	做好工作安排，尽量不要出差，以防随时出现意外情况。
第 34 周	保持好心情	胎宝宝的大脑已能将复杂的感情和情绪进行潜在记忆，孕妈妈要继续保持好心情！
第 35 周	准备待产物品	下个月你的行动会更加不便，现在开始准备待产包、新生儿用品、坐月子事宜吧！
第 36 周	停止工作	还在上班的孕妈妈，本月要考虑休产假了。

第250天 要给宝宝保存脐带血吗

脐带血是胎宝宝娩出、脐带结扎并离断后残留在胎盘和脐带中的血液，通常是废弃不用的。但近些年研究表明，脐带血中含有可以重建人体造血和免疫系统的造血干细胞，可用于造血干细胞移植，治疗多种疾病，如血液系统恶性肿瘤、血红蛋白病、骨髓造血功能衰竭、先天性免疫缺陷疾患等。

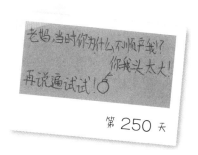

老妈,当时你为什么不顺产我!?
你我头太大!
再说遍试试!

第 250 天

• 脐带血存储人可享受哪些待遇

1. 存储人在保存期间对自体保存的脐血有完全支配、处置权。

2. 脐带血库负责保证脐带血自体保存期间的质量。在存储人患病需进行脐带血移植时，如因脐带血库过错造成脐带血的损坏而不能使用，脐带血库将返还储户所支付全部费用的 2 倍，同时负责提供一份配型基本相合的脐带血。

3. 存储人在 18 岁前因意外伤害或疾病住院治疗的，保险公司对于指定的医疗机构所支出的、符合当地社会医疗保险主管部门规定报销的医疗费用，超过人民币 200 元以上部分，按 70%~90% 给付住院医疗保险金，最高限额为 10 万元。

• 脐带血存储流程

1. 和脐带血库签署一份保管协议，交纳脐带血采集费、检验费、冷冻费和保管费。

2. 孕妈妈在住院后第一时间通知脐带血库，并告知所在医院、预产期及床位号，留下联系电话。

3. 采集脐带血后 36 小时内，脐带血入库。脐带血入库前会进行肝炎、丙型肝炎、巨细胞病毒、梅毒螺旋体、艾滋病病毒以及细菌、真菌的检验，如果存在以上问题，一般情况下不予保存，并退还所有已交费用。

- **不在孕妈妈面前列举反面例子**

孕妈妈的神经很脆弱，心思也很敏感，很容易将一些不好的想法往自己身上扯。如果总是在她面前不断地说一些反面的例子，比如从电视上或网络上看到唐氏综合征患儿出生率很高，即使夫妻双方都很健康，也有可能生出唐氏综合征患儿；或者某个朋友两口子身体都很棒，结果孩子生出来是脑瘫……像这类例子很容易对孕妈妈产生刺激，即使是无意间说出口的，孕妈妈也会很在意地记在心里。因此，准爸爸一定要注意不要在孕妈妈面前提这种消极的事情，同时还要提醒家人和朋友也不要提。

- **不要纠结于医生的表现**

有时候孕妈妈去做产检时，医生的表现会比较冷淡，对孕妈妈提出的问题没有做很详细、热心的回答或者根本就没有回答。这时孕妈妈就有可能会胡乱猜疑：医生为什么要瞒着我？是不是胎宝宝有什么问题？这时准爸爸要对孕妈妈及时进行疏导，告诉她医生的工作量非常大，每天要接诊几十个或者上百个病人，医生也是人，也会烦、会累，对你不太热情也是正常的。再说了，如果胎宝宝真的有问题，会不告诉你吗？这样来劝解孕妈妈，她就能想得开了。

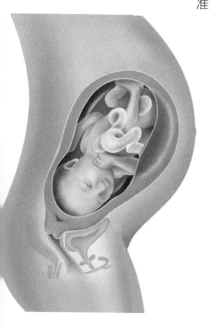

- **多陪伴孕妈妈**

准爸爸是孕妈妈最值得依赖的人，尤其是在这个特殊的时期，更要多陪陪她。和她一起看看电影、给她讲个笑话……总之尽量减少让她独处的机会，转移她的注意力。另外，让她多看一些电视、书刊或现实中健康、活泼、可爱的儿童形象，对她树立积极的心态也有帮助。

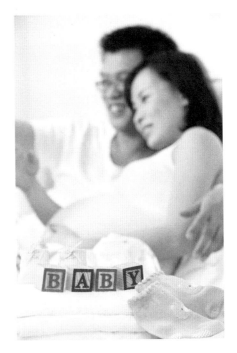

《献给爱丽丝》（For Elise）是贝多芬创作的一首钢琴小品。贝多芬是集西方古典派之大成、开浪漫乐派之先河的伟大作曲家。

《献给爱丽丝》基于一个纯朴而亲切的主题，这首歌曲可能是世界上最永恒、最珍贵的礼物吧。曲子节奏时快时慢，音符在不断地变动着，全心投入的准妈妈心情也随着旋律变化着吧！

由喜至悲，又从悲到喜，反复交错着。音乐很安详，会让人觉得世间的一切都是美好的，周围洋溢着欢笑，脑海里说不定也会出现一幅幅动人的画面，后面由爱而产生的痛苦不也是一种幸福吗？

不论是具有淡淡哀愁感的优雅回旋曲主题，还是流露甜蜜憧憬的第一副歌，或是看破尘世般音响沉郁的和声式第二副歌，都相当悦耳动听，甚至可以说是催人泪下。

准妈妈们给胎宝宝听这首饱含深情感情的曲调，可以为宝宝大脑情感细胞的发育奠定基础。而且胎宝宝在对音符的追逐中，大脑发育会更加迅速。

这首优美的《献给爱丽丝》不仅能锻炼智商，还能陶冶情商。准妈妈们，让宝宝沐浴在这首欢快却不失深沉、甜蜜却不失郑重的曲调之中吧！

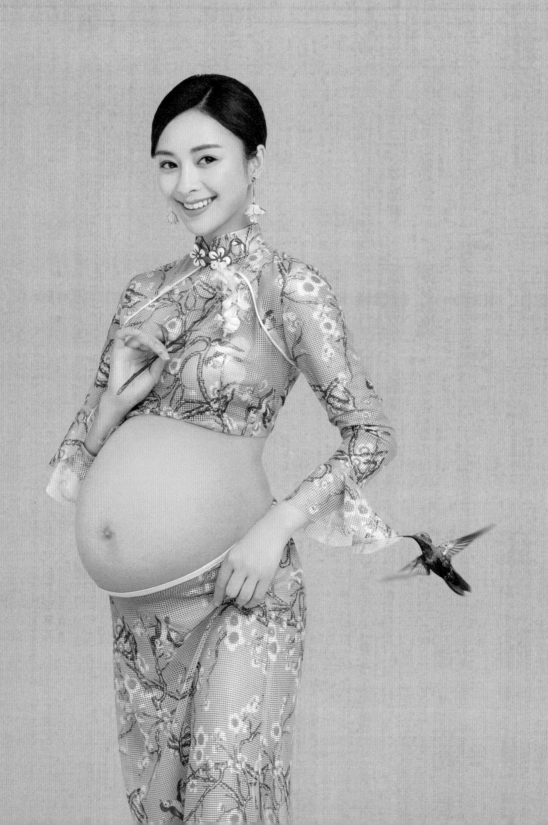

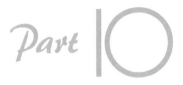

Part 10

孕 10 月——
宝贝，欢迎你的到来

胜利就在眼前了，

宝宝随时都有可能出来和妈妈见面，

打算自然分娩还是剖宫产呢？

无论哪一种方式，爱从不缺席。

眼看着妊娠期就要因为宝宝的到来而结束，

兴奋之余，是否对这 280 天孕程有些许留恋呢？

小家伙，快跟妈妈见面了

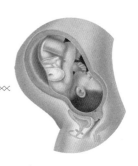

第253~254天 从胎宝宝长成足月儿了

分娩倒计时1个月，希望就在眼前。胎宝宝仍在努力地继续生长，恭喜孕妈妈，胎宝宝已经是个足月儿了，也正在为早日见到妈咪努力生长着！本月，胎宝宝会发生什么神奇的变化呢？

时间	胎宝宝在子宫内的变化
孕37周	现在是怀孕最后阶段，胎宝宝正以每天20～30克的速度继续增长体重，他现在的重量约为3000克，身长逐渐接近50厘米。到本周末胎宝宝就可以称为足月儿了（37～42周的新生儿都称为足月儿）。
孕38周	现在胎宝宝可能已有3200克重了，身长也有50厘米左右了。胎头在盆腔内摇摆，周围有骨盆的骨架保护，很安全。胎宝宝身上原来覆盖着的一层细细的绒毛和大部分白色的脂胎逐渐脱落，这些物质及其他分泌物也被胎宝宝随着羊水一起吞进肚子里，贮存在他的肠道中，变成墨绿色的胎便，在他出生后的一两天内排出体外。
孕39周	胎宝宝现在的体重应该有3200～3400克，一般情况下男孩平均比女孩略重一些。胎宝宝的皮下脂肪现在还在继续增长，身体各部分器官已发育完全，其中肺部将是最后一个成熟的器官。
孕40周	孕妈妈马上就要和宝宝见面了！医生会把漂亮的小宝宝和关于他的一切信息都交给孕妈妈。大多数胎宝宝都在这一周出生，但提前2周或推迟2周生产都是正常的。如果推迟2周还没生产，医生就会采取催产措施了，否则胎宝宝会有危险。胎宝宝做好了出生的准备姿势，马上就可以与妈妈见面啦！

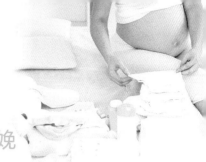

怀孕到第 10 个月时，分娩时所需要的物品就要陆续准备好，这些物品主要包括孕妈妈和宝宝的用品。

• 待产包里孕妈妈的用品

产妇的证件。医疗证、挂号证、医疗保险证。

衣物。宽大的睡衣或内衣至少 2 套，棉质内裤至少 4 ~ 6 件，棉质、宽带、前面或侧面可拉开的胸罩 2 ~ 3 件，棉线袜 2 双，拖鞋 1 双。

日常用品。毛巾 7 ~ 8 条，洗脸盆 1 个，牙刷、牙膏、梳子、护肤品等洗漱用具 1 套，产妇用卫生巾及卫生纸各适量。

母乳喂养用品。手动吸奶器 1 个，乳头保护天然油脂适量，消毒湿巾 1 条，乳头保护罩 1 个。

其他。餐具 1 套，塑料或金属饼干筒 1 个（放置小食品），以及记录纸、笔（产妇或家属住院期间记事用），零钱、手机等。

• 待产包里宝宝的用品

婴儿洗澡用品。婴儿专用的洗浴用品，2 条软毛巾（洗身体用），1 条洗脸用的小毛巾，1 条用来擦干身体的大毛巾，以及椭圆形的浴盆、消毒棉球或纱布。

婴儿床上用品。活动床或摇篮，一条小毛毯或被子，带栏杆的婴儿床，数条棉质床单（以备尿湿更换用），可在婴儿床上吊挂的小玩具。

婴儿食品。配方奶粉，补钙用品。

婴儿日常用品。棉质尿布或纸尿裤，纯棉质婴儿服装，童车。

人工喂养用品。125 毫升奶瓶、250 毫升奶瓶，普通奶嘴、防塌陷奶嘴，奶嘴消毒器，漏斗（便于将热好的奶倒入奶瓶中），奶瓶刷。

特殊用品。体温计，75% 酒精。

正常的孕妈妈在出现临产先兆时应及时入院。如果入院时间太早，时间过长还不分娩，孕妈妈的精神容易紧张，也很容易疲劳，会引起滞产；如果入院太晚，又容易发生意外，危及孕妈妈和孩子的生命。

• 出现以下情况可以入院待产

临近预产期。如果平时月经正常的话，基本上是预产期前后分娩，所以临近预产期就要准备入院。

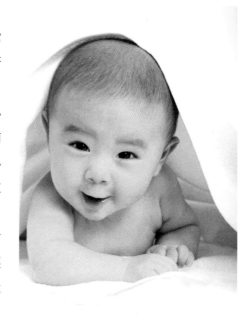

尿频。孕妇本来就比正常人的小便次数多，间隔时间短，但在临产前后突然感觉到离开厕所后马上又要小便，说明胎儿头部已经入盆了，应立即入院。

子宫收缩增强。当宫缩间歇由时间较长转为逐渐缩短，并持续时间逐渐增长，且强度不断增加时，应赶紧入院。

见红。在分娩的 24 小时内，50% 的女性常常有一些带血的黏液性分泌物从阴道排出，称"见红"，这是分娩即将开始的一个可靠征兆，应立即入院。

• 另外有以下情况者，应该提前入院做好准备

1. 高危孕妈妈应提早入院，以便医生检查和遇到意外时及时采取措施。

2. 过去有不良生育史，如流产、早产、死胎、新生儿畸形等。

3. 妊娠中出现某些异常现象，如羊水过少、羊水过多、妊娠高血压等。

4. 妊娠合并内科疾病，如心脏病、肝炎、肾炎等疾病患者。

第259~260天 如何缓解产前宫缩疼痛

临产前的宫缩疼痛通常都是可以忍受的，一般最疼也不过像腹泻时疼痛，而不像影视中表现得那么夸张，而且还有很多方法可以减轻宫缩疼痛。

• 听音乐放松心情

音乐可以缓解新妈妈在分娩时的紧张情绪，并可减轻宫缩时的阵痛。研究还发现：让新妈妈听音乐、做音乐理疗，还有利于产后恢复，并有助于改善妈妈和宝宝的关系。

• 分散注意力

当阵痛越来越频繁时，孕妈妈不妨想象一些宝宝出生时的美好场景，或者看看报纸、电视，走一走，聊聊天，尽量不要去想"疼"这个字。

• 身体要尽量放松

孕妈妈在宫缩时，腹部肌肉紧张是很正常的。此时，身体其他部分要尽量放松，孕妈妈或坐或躺时，身体需要一些支撑，比如枕头、靠背，要确保肘部、腿、下腰、脖子都有地方支撑，并感到舒服。

• 做分娩操可减轻盆底疼痛

孕妈妈在阵痛来临时，可起来走动一下，或尝试做一做分娩球操，即坐在健身球上，随着球来回晃动，健身球对盆底的托力可以缓解盆底疼痛。

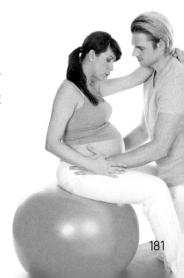

自然分娩，妈妈对宝宝的无言之爱

自然分娩是新生命降临的自然过程，孕妈妈首先要认识到：胎儿经阴道娩出是一个正常的生理过程。胎儿经阴道娩出，子宫有节奏地收缩和产道的挤压，使胎儿胸廓受到压迫和扩张，胎儿肺泡表面产生一种活性物质，促使胎儿出生后肺泡富有弹性，容易扩张。当胎儿经过阴道时，其胸部受压，娩出后，胸腔突然减压而扩大，有利于宝宝出生后形成自然的呼吸功能。

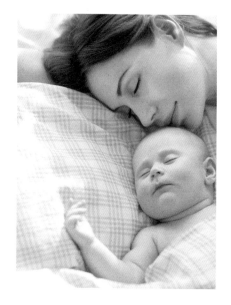

自然分娩时，胎儿头部虽然受到阴道挤压而变形，但这是一种适应性变化，宝宝出生后 1 ~ 2 天即可恢复，并不会损伤大脑，也不会影响宝宝智力，因此新妈妈不必担心。

有统计数据显示，自然分娩产生感染、大出血等并发症较少，绝大多数孕妈妈都能顺利从阴道娩出后代，而且自然分娩方式能让新妈妈体力恢复更快。

从阴道娩出后代是人类的自然本能，也是分娩的可靠方式，蕴含着妈妈对宝宝无法言喻的爱。除非不得已采取其他生产方式，建议孕妈妈采取自然分娩。当然，孕妈妈有权利选择自己分娩的方式。

第263~264天 真的考虑好剖宫产了吗?

- 什么情况适宜选择剖宫产

  1. 初产年龄大于 35 岁。

  2. 产道异常，如骨盆狭窄、骨盆畸形、骨盆与胎头大小不相称等。

  3. 重度妊娠并发症，如高血压、糖尿病、心脏病、慢性肾炎等。

  4. 临产前宫缩无力，经使用催产素无效，或产前发生严重出血。

  5. 产程迟滞（超过 20 小时）或停止，胎宝宝从阴道娩出困难。

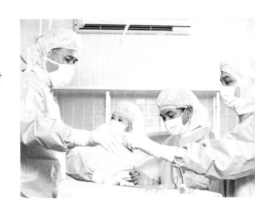

- 剖宫产对妈妈的影响

  1. 剖宫产的失血量要高于自然分娩。

  2. 手术过程中可能有子宫损伤切除或其他内脏器官的损伤等情况，且术后容易引起伤口感染。

  3. 术后恢复比较慢，容易出现盆腔内组织粘连、腹腔感染等情况，且泌尿生殖系统疾病和宫外孕的发生率也比较高。

  4. 术后会留下瘢痕，如果再次怀孕，很容易发生子宫破裂。

- 对宝宝的影响

  宝宝没有经过产道的挤压，不利于正常呼吸的建立，容易引发肺部疾病或呼吸窘迫综合征。

- 剖宫产，横切还是纵切

  剖宫产的刀口有横切口和纵切口两种。两种切口各有优势：纵切口有利于术中根据实际情况，迅速取出胎儿，但术后瘢痕较大，愈合也较慢；横切口对麻醉效果要求较高，但术后伤口小，恢复快。具体采用哪种切口应由医生决定。

第265~266天 了解无痛分娩

· **无痛分娩如何镇痛**

　　无痛分娩在医学上称为分娩镇痛，是利用药物麻醉及其他的方法来减少或解除产妇的痛苦，是既止痛又不影响产程进展的一种分娩方式。

　　一般所说的无痛分娩是指利用药物来达到镇痛效果。一种是椎管内阻滞镇痛，是当宫口开到 3 ~ 4 厘米时，麻醉医生在产妇的腰部将低浓度的局部麻醉药注入到蛛网膜下腔或硬膜

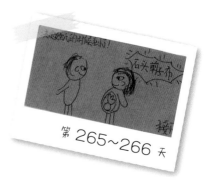

外腔。采用间断注药的方式来镇痛，镇痛可维持到分娩结束。另一种是笑气（一氧化二氮）镇痛，它是一种吸入性麻醉剂，在镇痛时按一定比例与氧气混合吸入，对呼吸、循环无明显抑制作用，对子宫、胎宝宝也无明显影响。

· **无痛分娩的优势**

　　1. 麻药浓度小，只相当于剖宫产的 1/5，很安全。

　　2. 药管固定在腰部，孕妈妈可以带着药管到处活动，不影响给药，很方便。

　　3. 整个无痛分娩过程在产房即可进行，无需进行手术室操作。

　　4. 因为是局部麻醉，孕妈妈可保持清醒的意识配合分娩，在没有痛苦的情况下全身心感受新生命的诞生。

· **不适合无痛分娩的孕妈**

　　1. 产前出血。

　　2. 有心脏病或心脏功能不佳。

　　3. 低血压或患有败血症、凝血功能障碍。

　　4. 持续性宫缩乏力，静脉滴注催产素后仍无明显变化。

　　5. 胎位不正、前置胎盘、胎心不好、羊水异常、产道异常、胎宝宝宫内缺氧等。

了解分娩三大产程，有序迎接生产

第一产程	在第一产程中，子宫颈初开0～3厘米，距离分娩还有一段时间，建议孕妈妈继续走动或爬爬楼梯，以加速产程进行。孕妈妈可以随着阵痛的变化，进行拉梅兹呼吸法，以转移注意力和疼痛感。也可睡一觉或喝一点流质食物以增加体力，千万不要过度用力，以免消耗体力。
第二产程	此时，孕妈妈不要大喊大叫，以免消耗力气，应该专心一致想着要把宝宝生下来，认真聆听医护人员的指导。此阶段孕妈妈可紧握产床把手，将头部略抬起看向肚脐方向，以解大便的方式向下用力。每次吸气时憋气10秒左右，努力用劲，若不成功，就呼气等待下一次憋气时间。
第三产程	胎儿娩出后5～30分钟，胎盘会自动剥离、娩出。分娩后新妈妈要留在产房观察、休息1～2小时，此时可喝些红糖水，少量进食，轻轻按揉子宫，以帮助子宫收缩、减少出血，顺利的分娩就此结束。

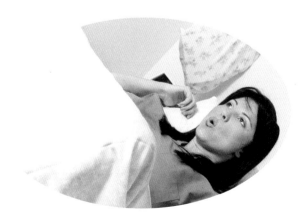

如何躲过"温柔一刀"会阴侧切

会阴侧切是为了让宝宝尽快降生，以免胎宝宝心跳减弱、回旋不能顺利进行等可能出现的情况，是避免胎宝宝出现危险的手段，可防止孕妈妈会阴撕裂、保护盆底肌肉，且外科切开术容易修补和使伤口愈合得更好。

• 避免会阴切开的小支招

怀孕期间只要稍加控制饮食，避免胎宝宝过大，并养成运动的好习惯，不但可以使产程较为顺利，也可以减少会阴切开的概率。

1. 孕妈妈怀孕5～6个月后要少吃淀粉类食物，并增加蛋白质的摄取，可以降低体重增加的速度，避免胎宝宝过大。

2. 多散步、爬楼梯和练习拉梅兹呼吸法，可以加强肌力，帮助生产。

• 以下症状要做会阴侧切

1. 初产头位分娩时会阴比较紧、会阴体长、组织硬韧或发育不良、炎症、水肿或遇急产时会阴未能充分扩张，估计胎头娩出时将发生 II 度以上裂伤者。

2. 经产妇曾做过会阴切开缝合，或修补后瘢痕大，影响会阴扩展者。

3. 产钳助产，胎头吸引器助产或初产臀位经阴道分娩者。

4. 早产、胎宝宝宫内发育迟缓或胎宝宝宫内窘迫需减轻胎头受压并尽早娩出者。

5. 孕妈妈患心脏病或高血压等疾病需缩短第二产程者。

分娩可不是一件轻松的事，在分娩过程中，每个孕妈妈都要消耗极大的体力。一般孕妈妈整个分娩过程要经历 12 ～ 18 小时，临产后正常子宫每分钟要收缩 3 ～ 5 次，这一过程消耗的能量相当于走完 200 多级楼梯，或跑完 1 万米所需要的能量，可见分娩过程中孕妈妈体力消耗之大。这些消耗的能量必须在分娩过程中给予适当的补充，才能适应孕妈妈顺利分娩的需要。

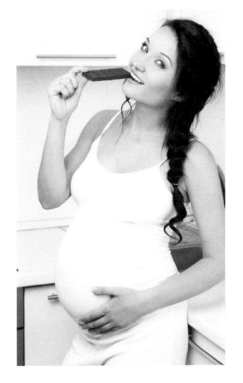

那么，应给分娩过程中的孕妈妈准备什么食品呢？不妨给孕妈妈准备一些优质巧克力。巧克力被誉为"分娩佳食"，含有丰富的营养素，每 100 克巧克力中含糖类 55 ～ 66 克，脂肪 30 ～ 38 克，蛋白质 15 克，还有微量元素铁、钙以及维生素 B_2 等。同时，巧克力中的糖类可迅速被身体吸收利用，比鸡蛋的营养吸收来得更快。

因此，在分娩前，可以给孕妈妈准备一些优质巧克力，以便在分娩过程中及时补充因体力消耗所需的能量，促进分娩过程尽快结束。

孕期课堂——
准爸爸妈要了解的分娩知识

第 272~273 天 孕 10 月的产前检查

此月的产前检查，孕妈妈可能会做的项目有：

手摸宫缩

阴道检查

确定分娩开始后，什么时候到医院待产

和医护人员讨论你的感觉和关心的问题

孕 10 月主题

时间	关键词	详细解答
第 37 周	家人陪同孕检	本月每周要进行一次孕检，这个时候孕妈妈出行不便，建议由家人陪同。
第 38 周	确定分娩方式	准爸爸和孕妈妈一起商量一下，根据自身条件和胎宝宝的情况确定分娩方式。
第 39 周	学习分娩技巧	在孕检时咨询医生或通过孕产书籍学习有关分娩呼吸方法和用力方法。
第 40 周	不必紧张	比预产期提前或推迟 2 周生产都是正常的，不必太紧张。

• 临近分娩时的心理反应

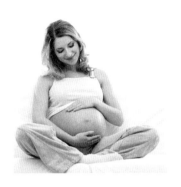

分娩对准妈妈来讲是一件重大的应激事件，特别是初产妇，恐惧、焦虑、忧郁是她们常见的心理反应。然而准妈妈在分娩时，心情越紧张，肌肉就会绷得越紧，产道不容易撑开，婴儿不能顺利娩出，不但疼痛会更厉害，而且还会造成难产、滞产；相反，心情舒畅，让肌肉和骨盆放松，婴儿才能顺利通过。同时，如果准妈妈过度焦虑，容易导致子宫收缩乏力，可能增加助产率和产后出血。

• 缓解临产前紧张情绪的方法

1. 定期做好孕期保健、定期检查，确保宝宝的安全，消除担心。

2. 注意营养、休息，经常散散步、听轻音乐，尽可能地放松自己，或看一些喜剧片，读一些高雅的书籍，不看恐怖影视、小说，以免增加额外的紧张。

3. 做好分娩前的准备工作，协商好分娩过程中可能出现的问题和解决办法。

4. 与社会多接触，尤其是周围亲人，跟妈妈们交谈，咨询产科专家，获取分娩和育儿的感受和经验，以消除心中的疑问，了解分娩和育儿的知识。

5. 学习和练习分娩镇痛的呼吸和按摩方法。

• 减轻分娩疼痛的心理疗法

准妈妈应增加分娩的信心，保持良好的情绪，从思想上消除对分娩恐惧不安的心理障碍，保持心情平静，想象生产顺利的情景，同时自我暗示"很快就能见到宝宝了"。

参加孕妇学校的课程，了解生产的过程和引起疼痛的原因，有助于克服对分娩的恐惧心理。

临产前六忌

一忌怕	孕妈妈应该放松心情，正确对待阵痛等分娩过程，在现代医学条件下，只要认真进行产前检查，分娩的安全性几乎接近百分之百。
二忌累	到了孕晚期，活动量要适当减少，工作强度也应该适当减低，并根据自己情况选择进行休产假，特别是要注意休息好、睡眠充足。只有这样才能养精蓄锐，使分娩时精力充沛。
三忌急	有些孕妈妈在分娩上也是个"急性子"，没到预产期就焦急地盼望能早日见到小宝贝，到了预产期更是终日寝食不安。其实，预产期有一个正常范围，提前 10 天或延后 10 天左右都是正常现象。
四忌饥饿	孕妈妈分娩时会消耗大量体力和精力，一般孕妈妈整个分娩过程要经历 12 ~ 18 小时。因此孕妈妈在临产前一定要吃饱、吃好，即使阵痛时，也要坚持吃点东西，切忌什么东西都不吃就直接进产房。
五忌粗心	一些孕妈妈大大咧咧，到了临产日期仍不以为然，不去准备东西。这样，往往到临产时由于准备不充分，而弄得手忙脚乱，很容易出现差错。所以孕妈妈一定要进行精心准备，预防未知的情况发生。
六忌滥用药物	分娩是正常的生育过程，一般不需要用药，更不要在没有医生指导的情况下滥用药物，更不可随便注射催产剂，以免造成不可挽回的后果。

- 缓解孕妈妈痛苦的"奇招"

招数一：好话说尽。坚持鼓励妻子，要表现出对她能够顺利生产的信心，要让她知道她将迎来崭新的生活，要一再表白对她的感情和感激之情。

招数二：按摩高手。在整个生产过程中，要通过对孕妈妈不同身体部位的按摩，达到缓解疼痛的效果，比如背部按摩、腰部按摩，还有腹两侧按摩。

招数三：制造轻松气氛。在阵痛间隙，可以和孕妈妈一起畅想即将诞生的宝宝的模样，将来怎样培养他，调侃宝宝会像彼此的缺点，会如何调皮，如何可爱，生活会如何精彩等，也可以回忆以前可笑的生活事件，竭尽全力制造轻松气氛。

- 不可有半点责备

女人在生产过程中可能会有过激或反常表现，比如大哭大叫，产房里的准爸爸常常会成为攻击对象。在这种情况下，准爸爸千万不可流露出任何责备，对一些生理的异常反应，要表现出极大的理解和容忍，这个时候准爸爸的表现甚至会影响以后的夫妻感情和家庭生活。所以，准爸爸这时一定要沉住气，在阵痛过程中，不要进行无关的或内容复杂的谈话，而是要尽量和她一起用以上提到的各种方法挺过一阵阵的痛楚。

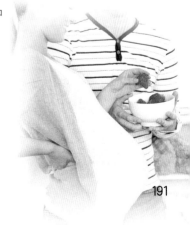

第278天 父爱流淌，亲自为宝宝剪脐带

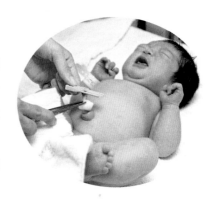

- **让准爸爸剪脐带的意义**

准爸爸通过亲自为宝宝剪脐带，能够更真切地感受到妻子在整个孕育和分娩过程中所付出的辛苦和努力，以及生命的来之不易，今后会更具有责任感，更爱自己的妻子和孩子，对促进家庭和睦和社会和谐都有非常积极的意义。

- **让准爸爸剪脐带是否安全**

准爸爸在进入产房之前的消毒程序跟医生一样严格，所有的步骤都是在专业护理人员的指导下进行的，而且正式剪脐带之前还会经过预演。在剪脐带前，医生会保留好脐带的长度，准爸爸只需要在医生的指导下用医院提供的消毒无菌器械剪掉脐带即可，不会给宝宝带来任何伤害和感染。

- **医学新观点：延迟断脐带**

目前的接生方式都是在宝宝娩出之后立即剪掉脐带，中断胎盘向宝宝的血液供应。但最新研究显示，如果产后断脐带的时间能延缓 2 ~ 3 分钟，通过脐带可给宝宝增加 50 ~ 100 毫升血液，使宝宝体内的血红蛋白和铁增加，减少出生后发生贫血的概率。另外，脐带血中还含有丰富的干细胞、抗肿瘤 T 细胞及一些抗氧化物质，对新生宝宝也有一定好处。

- **剪掉的脐带如何处理**

剪掉的脐带是与随后娩出的胎盘相连的，一般医院会事先征求你的意见，问你要不要胎盘。如果要，你可以自行带走；如果不要，医院会拿走集中处理。

由于身体或者体力上有所损伤或消耗，多数情况下，新妈妈可选择在医院住院几天，具体天数视个人情况而定。住院期间需按照医院的日程表安排好日常生活，并在专业医护人员的指导下进行产后恢复。

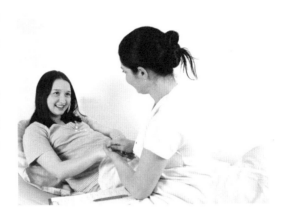

自然产妈妈	刚经历过分娩，恢复体力最为关键，自然产的新妈妈此时需要多卧床休息。分娩结束 30 分钟后可首次喂奶，即使没有奶水，也应该让宝宝多吮吸。如果新妈妈精神状态和身体恢复较好，产后第 1 天就可以适当活动手脚。感觉饥饿时，可以适当吃点流食。另外，新妈妈应注意及时排尿，产后前几天，还要定时观察恶露的颜色、排出情况。接受会阴切开术的新妈妈需要保持好阴部的卫生。
剖宫产妈妈	产后第 1 天，剖宫产妈妈需完全卧床休养，每隔三四小时在家人或护理人员的帮助下翻一次身，适当调整姿势，以免局部压出褥疮。同时，密切观察伤口和阴道出血量，并及时换药、消毒。产后头两三天，新妈妈可能会有较为明显的疼痛感，要尽量忍一忍，三四天后疼痛感就会减轻。有放置导尿管的新妈妈，在导尿管拔除后一定要努力自行小便，预防尿路感染。另外，剖宫产妈妈也要尽早哺乳，尽管开始时宝宝可能吸不出什么奶水，但随着时间的推进，奶水就会越来越多。

第280天 剖宫产妈妈术后护理要点

剖宫产不能像自然分娩那样很快就能恢复正常生活，术后一般要在医院住 5~7 天，主要是观察刀口的恢复情况。注意事项大致如下：

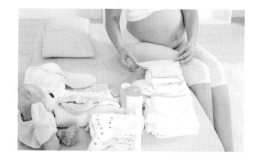

1. 术后麻药作用消失后，孕妈妈会感到伤口疼痛，因此要采取侧卧位，将被子或毛毯垫在身后，使身体和床呈 20~30° 角，以减轻身体移动时对伤口的震动或牵拉痛。

2. 多做翻身动作，促进麻痹的肠肌蠕动功能早日恢复，使肠道内的气体尽早排出。如果腹胀严重，可在术后 12 小时泡一些番泻叶水喝。气体排出之前不能吃产气较多的食物，如鸡蛋、牛奶等，可以喝一些米汤、细软的面条汤。

3. 产后要及时排便，否则容易造成尿潴留或便秘。如果排尿有困难，可请医护人员插导尿管进行导尿。

4. 一般在术后第 2 天，拔掉导尿管之后，即可下床在床边活动，以预防肠粘连，并利于恶露的排除。如有发热等不适症状，应停止活动，待恢复后，遵循医生的安排可进行活动。

5. 术后 100 天，如果阴道不再出血，经医生检查伤口愈合情况良好，可以恢复性生活，但一定要注意采取严格的避孕措施，以免短时间内再次怀孕。